Collection « Ingénieries et Formations »
Collection dirigée par Jean-Noël Demol
et Catherine Guillaumin

« Ce que tu verras d'abord n'existe plus, ce que tu verras ensuite n'existe pas encore. »

Ainsi s'exprimait Léonard de Vinci, il y a 500 ans. Pour lui, l'inventio était la vertu cardinale de l'ingénieur : « *deux sentiments s'éveillèrent soudain en moi : la crainte et le désir. La crainte de la caverne sombre et menaçante, le désir de voir si elle recèle quelque merveille* » (Codex Arundel f.155r°). Ainsi se donnait-il la folle ambition de comprendre du vivant, d'apprendre du vivant et de s'en inspirer afin de résoudre des problèmes concrets, en exerçant son ingéniosité.

L'exploration de la conjonction entre Ingénieries et formations est opérée par des professionnels, des enseignants ou formateurs, des chercheurs universitaires. Les auteurs de cette collection inventent leurs propositions dans l'ère du *nouvel esprit scientifique* (1905) et de l'épistémologie bachelardienne (1938).

En privilégiant un travail de recherche qualitative, ces productions s'inscrivent dans cette *théorie de l'enquête* que décrivait Dewey en 1938. La collection ouvre de nouvelles pistes d'analyse et d'interprétation dont le point de départ est toujours un doute authentique selon les mots de C. S. Peirce, une interrogation sincère sur les situations professionnelles et l'exercice du métier.

Déjà parus

Jean-Noël DEMOL (dir.), *Produire son savoir, Éloge de la variété en soin et formation*, 2022.

Julien DE MIRIBEL, *Expérience et professionnalisation des infirmiers en psychiatrie. Des ficelles au métier*, 2020.

Emmanuel RUSCH, Samuel RENIER, Fabienne KWOCZ et Catherine GUILLAUMIN (dir.), *Coopérer et (se) professionnaliser, Propos sur la formation des cadres de santé*, 2020

De l’ombre à la lumière

5-7, rue de l'École-Polytechnique ; 75005 Paris

http://www.editions-harmattan.fr/

ISBN : 978-2-14-049689-9
EAN : 9782140496899

Sous la direction de
Jean-Noël Demol

De l'ombre à la lumière

Études insolites en soins et formations

Préface de Martine Beauvais Azzaro
Postface de Sylvie Forsoni

L'Harmattan

Du même auteur

J-N, Demol. (1997). *Projet, Orientation et Evaluation.* Paris : L'Harmattan.

J-N, Demol. et J-M, Pilon. (1998). *Alternance, développement personnel et local.* Paris : L'Harmattan

J-N, Demol (2000 a). *Histoire et citoyenneté en formation.* Paris : L'Harmattan.

J-N, Demol et Daniel Poisson et Christian Gérard. (2000 b). *Accompagnement en formation des adultes.* Lille : Université Lille. Cahiers d'Etudes du CUEEP, 50-51.

J-N, Demol. (2003). *Didactique et transdisciplinarité.* Paris : L'Harmattan.

J-N, Demol et M. Beauvais. (2009). *Accompagnement en éducation et formation.* Lille : Université Lille1. TransFormations, 2.

J-N, Demol et C. Guillaumin. (2014). *Former et prendre soin.* Paris : L'Harmattan.

J-N, Demol et C. Guillaumin. (2019). *Vivre et penser l'alternance.* Paris : L'Harmattan.

J-N, Demol. (2022). *Produire son savoir, éloge de la variété, soin et formation.* Paris : L'Harmattan.

À Malik,

Un compagnon universitaire, un frère…

LES AUTEURS

Martine Beauvais Azzaro est Professeure des Universités à Lille. Elle enseigne dans le cadre de la Faculté PsySef et est membre du laboratoire Cirel Trigone (EA 4354). Ancrées dans la formation des adultes, ses recherches privilégient les axes philosophiques, épistémologiques et éthiques. Martine Beauvais Azzaro s'inscrit dans le paradigme de la complexité et privilégie des démarches inductives et des méthodologies qualitatives. Ses travaux s'articulent autour des questions liées à la légitimité des savoirs et des enseignements, à l'accompagnement et à l'évaluation ainsi qu'à la posture éthique en formation et en recherche.

Émilie Da Silva Lemaire obtient un BTS Diététique en 2001. Elle exerce la fonction de diététicienne durant 12 années dans différents services : cancérologie, pneumologie, pédiatrie, cardiologie, chirurgie viscérale, ORL, ainsi que des missions transversales dans les registres de la qualité, de l'hygiène en restauration, gestion financière et statistique du service, réflexion sur le temps de travail, etc. Le poste de responsable adjoint de la restauration lui est ensuite proposé avec le développement de compétences dans les domaines des ressources humaines, hygiène, qualité et encadrement d'agents. Au terme de trois années, il lui a été proposé le poste de faisant fonction cadre de santé de l'EHPAD de l'établissement, avec une démarche d'accompagnement des résidents dans leur lieu de vie avec une attention particulière sur le maintien de la qualité de la prestation fournie. Elle a validé les diplômes de cadre de santé et de Master en Ingénierie de formation en 2021. À son retour dans l'établissement, elle a intégré le poste de cadre de santé en radiothérapie, une nouvelle aventure dans un univers et une culture différente. Une mission qui va lui permettre de mettre en application les compétences acquises et notamment la compétence culturelle.

Arlette De Carvalho, Cadre de Santé au Centre Hospitalier Simone Veil, à Eaubonne (95). En 2005, jeune diplômée en diététique, elle intègre le service diététique d'un Groupement Hospitalier de la région parisienne. Diplômée en 2017 du Master 2 Santé Publique spécialité Éducation Thérapeutique et Éducation en Santé, elle publie son mémoire dans la revue ETP/TPE (De Carvalho et Gagnayre, 2018). Elle commence ensuite son expérience managériale au sein des services de diététique, diabétologie et hôpital de jour de médecine, intègre en 2020 l'Institut de Formation de Cadre de Santé, et valide une co-diplomation (diplôme de Cadre de Santé et Master 2 Ingénierie de Formation et gestion des ressources humaines de l'Université de Lille) en invitant les jurys à réfléchir autour d'un mémoire traitant de l'émergence d'un « nous » inclusif du patient (De Carvalho, 2022).

Jean-Noël Demol est Professeur associé à l'Université de Lille, en retraite active. Il développe des partenariats entre l'Université et L'Union Nationale des Maisons Familiales, le CHU de Lille, L'EPSM Lille Métropole, la Croix-Rouge Hauts de France. Avec Malik Mébarki, il crée (2010) le Master Ingénierie de Formation à l'adresse des Cadres de Santé. Il assume (2001-2011) la responsabilité des publications universitaires (Cahiers d'Études du CUEEP et TransFormations). Il publie aux Éditions L'Harmattan depuis 1997. Avec Catherine Guillaumin, il ouvre (2014) et anime la Collection Ingénieries et Formations. Il continue à publier et à intervenir en formation.

Sylvie Forsoni est directrice des soins, coordinatrice des Instituts de formation IFSI IFAS et IFAP à Beauvais (60). Infirmière de formation, puis cadre de santé, cadre supérieur de santé, elle a intégré l'École des Hautes Études en Santé Publique (EHESP) à Rennes (35) en 2016. À son retour de formation en 2017, elle a exercé 2 ans à la Direction des Soins du Centre Hospitalier de Beauvais en tant que coordinatrice générale des soins, puis a intégré l'IFSI en janvier 2019. Elle est titulaire de deux Master 2, « Management et carrières publiques hospitalières » obtenu en 2012 à l'Université de Cergy-Pontoise, et du Master AMES « Analyse et Management des établissements de Santé » en 2017, Université Paris-Diderot (Paris VII). Elle est également formatrice occasionnelle auprès de l'organisme de formation « Europe Management Santé » (EMS). Elle intervient essentiellement pour les préparations aux concours de cadre de santé et de Directeur des Soins ainsi que pour la Formation d'Adaptation à l'Emploi des Cadres Supérieurs de Santé (FAE CSS). Sa dernière publication de février 2023 dans la revue professionnelle Soins Cadres n° 141, p. 40-42, s'intitule « La certification des instituts, enjeux et perspectives ».

Annie Miserole exerce en tant que cadre de santé au bloc opératoire du Centre Hospitalier de Dunkerque. Diplômée de l'IFCS du CHRU de Lille en 2022, elle obtient en parallèle un Master en Sciences de l'Éducation en partenariat avec l'Université de Lille. Sa recherche s'intitule : le cadre de santé apprenant : un maillage réflexif au service de sa professionnalisation. Elle s'est interrogée sur le processus de professionnalisation de ce qui est nommé couramment dans les institutions : le faisant fonction cadre de santé.

Arnaud Moulinec est un Cadre de Santé issu de la filière de l'Imagerie Médicale. Il a occupé différents postes d'encadrement au sein du CHU de Lille (en Laboratoire d'Analyses Médicales puis en Radiologie) entre 2016 à 2022. Il est intervenu pendant 4 ans en formation initiale des Manipulateurs en Électroradiologie Médicale du Lycée de l'Escaut à Valenciennes (59), ainsi qu'à l'Institut de Formation des Cadres de Santé de Lille. Il est également titulaire du Master 2 lillois « Ingénierie de Formation ». Il intègre en septembre 2022 le CHU d'Angers (49), en qualité de Cadre de Santé au sein d'un service de Soins de Suite et Réadaptation, en filière gériatrique. Ce professionnel de santé a produit un mémoire de recherche portant sur le concept de réflexivité au cours de la transition socioprofessionnelle des personnels encadrants, abordant notamment la thématique du doute au cours de ce cheminement intellectuel. Dans cet écrit, il s'intéresse en particulier à la présence du doute dans l'exercice quotidien des managers de proximité, ainsi qu'à la construction d'une posture managériale qui se voudra avant tout réflexive.

Cadre de santé depuis 2005, **Frédéric Plateau** exerce actuellement en qualité de formateur au sein de Croix-Rouge Compétence, à l'IFSI de Lens (62). Son parcours est représentatif de l'intérêt porté à l'accompagnement que ce soit des personnes soignées ou des étudiants. La recherche de pertinence de l'accompagnement s'est concrétisée par un Master en Sciences et Métiers de l'Enseignement, de l'Éducation et de la Formation à l'Université de Lille en 2013. Frédéric Plateau participe au plan d'évolution et de développement de la filière formation et en particulier à l'impulsion de la dynamique recherche. Il intervient aussi dans la formation des cadres des secteurs sanitaire et médico-social (IFCS et Université d'Artois).

Jérôme Zimowski est cadre de santé. Après avoir investi en tant qu'infirmier la nature palliative des soins à l'hôpital Saint Philibert (Lomme, 59), il est aujourd'hui formateur au sein de Croix-Rouge Compétence, à l'IFSI de Lens (62). Titulaire de diplômes universitaires en soins palliatifs et en éthique, d'une Maîtrise en ingénierie et management de la santé et d'un Master en éthique de la santé, Jérôme Zimowski contribue activement aux réflexions et aux réalisations de plusieurs comités d'éthique. Aussi, il participe à l'action pédagogique du Centre d'Éthique Médicale de l'Université Catholique de Lille ainsi qu'à la formation des cadres des secteurs sanitaire et médico-social (IFCS et Université d'Artois).

PRÉFACE

DES CHEMINS ET DES DOUTES

Martine Beauvais Azzaro

Dans cet ouvrage, six praticiens-chercheurs, Cadres de Santé, nous livrent leurs histoires. Histoires de chemins parcourus, plus ou moins éclairés ou ombragés, plus ou moins apaisants ou troublants, mais qui tendent tous vers davantage de lucidité, davantage de compréhension, de conscientisation de ce qui se joue, tant au niveau de l'Institution Santé, qu'au niveau des multiples acteurs concernés, qu'ils soient soignants ou soignés, managers ou managés, formateurs ou formés. Tous inscrivent également leurs réflexions dans un contexte de crise, crise d'une Institution malade, une Institution en état d'urgence absolue et qui pourtant a dû faire face à une crise sanitaire sans précédent.

Les histoires racontées par ces auteurs révèlent un souci partagé, celui de bien faire et pour cela de bien penser, et dès lors, d'une crainte plus ou moins avouée, mais permanente, celle de ne pas y parvenir. Il n'échappe à personne que ce souci, cette crainte de ne pas bien faire, s'accompagne le plus souvent, si ce n'est d'une altération, au moins d'un doute sur l'image que l'on souhaite donner de soi. Image de soi, que tout un chacun rêverait qu'elle soit celle d'un Homme responsable, d'un Homme vertueux, juste, bon et courageux. Ce qui n'est pas sans résonance avec les conceptions de la responsabilité sartrienne et jonassienne, conceptions hyperboliques qui associent la peur, voire l'angoisse, à la conscience de sa responsabilité, non seulement envers soi-même et ses proches, mais également envers tous les Autres, l'Humanité entière, du temps présent et à venir (M. Beauvais Azzaro, 2014).

Quand Arlette De Carvalho nous invite à partager ses « rencontres », sa rencontre avec l'écriture, sa rencontre avec l'Autre et avec elle-même, elle nous confie ses troubles, ses doutes et nous raconte comment ces mêmes rencontres l'entrainent peu à peu à oser se penser en tant qu'acteur, à oser prendre le « risque » d'explorer la question du « sens ».

Et en effet, il s'agit bien d'oser prendre un risque, car qui se pose la question du sens de son action s'engage à en questionner la légitimité et aussi sa propre légitimité en tant qu'acteur, en tant qu'auteur, responsable de ses choix et de ses actes, et dès lors, prêt à en répondre.

C'est également cette question du sens qui anime Frédéric Plateau et Jérôme Zimowski. Comment donner sens au soin dans un contexte de vulnérabilité accrue de l'Institution Santé ? Vulnérabilité qui en appelle à leur responsabilité et à laquelle ils ne peuvent échapper, à laquelle ils refusent de répondre par l'indifférence. C'est ainsi qu'ils décident d'entamer une quête d'élucidation, de conscientisation, de leurs propres paradigmes éthique et épistémologique. Et s'ils cherchent à en saisir ce qui les relie, s'ils en questionnent ce qui pourrait contribuer à légitimer leurs actions, ce n'est pas pour gagner en assurance et en certitude, mais bien pour mieux penser et agir leur responsabilité individuelle et collective dans un contexte de crise.

Tout questionnement, toute réflexion, toute pensée naît du doute, génère du doute, se nourrit du doute. Doute qui, comme Janus, Dieu romain aux deux visages, l'un tourné vers le début et l'autre vers la fin, nous permet d'interroger dans un même mouvement l'essence et le sens de nos actions. Mais dans ces deux visages, on peut aussi reconnaitre deux côtés, le bon et le mauvais. Le bon côté, celui qui engendre la conscience de notre responsabilité, le mauvais côté, celui qui inhibe, qui paralyse et conduit à la méfiance, à la défiance vis-à-vis de nous-mêmes, des Autres, vis-à-vis des savoirs établis et des valeurs partagées et ce, parfois, jusqu'au nihilisme nietzschéen.

Ainsi, c'est autour du doute qu'Arnaud Moulinec centre sa réflexion. Il en questionne les vertus, les limites, en saisit les paradoxes dans un contexte particulier, à savoir celui du management en santé. Il interroge la « bonne posture » managériale. Le bon manager est-il celui qui en sait plus ? Un expert du management en Santé ? Ou plutôt quelqu'un prêt à renoncer au mirage piégeant de l'expertise pour accéder à une pensée singulière ? Ainsi, s'il fait du doute le ferment de la pensée, il en rappelle également le coût, à savoir l'effort nécessaire pour l'accueillir, pour remettre en question ses certitudes les plus établies et ses convictions les plus intimes, et ce y compris dans un contexte où avouer ses doutes c'est prendre le risque de voir sa crédibilité sensiblement altérée.

La pensée nait du doute qui nourrit la pensée. L'aptitude à penser par soi-même exige lucidité et courage et c'est le prix à payer pour accéder à une pensée à soi. Cette pensée à laquelle nous « pensons », relève du jugement personnel, celui qui se façonne dans l'intimité, dans la sphère privée, avant de pouvoir mieux s'énoncer dans la sphère publique, avant de pouvoir participer au débat et à la controverse. Cette pensée n'est pas sans faire écho à la pensée d'Hannah Arendt (1996), celle qui a affaire à la conscience versus mauvaise conscience.

Qu'est-ce qu'un Cadre de Santé ? C'est la question posée par Annie Miserole. Et pour y répondre, elle ne va pas se contenter de décrire une fonction, des compétences, un contexte institutionnel, en bref, de produire une fiche de poste. En quête de significations et de compréhension, elle choisit d'emprunter une démarche scientifique et part à la recherche de ses propres affinités paradigmatiques. Son récit est celui d'une praticienne-apprentie-chercheure, elle nous livre ses questionnements, ses rencontres et ses doutes. Ainsi, ses premières interrogations autour des critères de scientificité, du duo objectivité/subjectivité, de l'illusion de neutralité, la conduiront à croiser d'illustres personnages, tels que Gaston Bachelard et Karl Popper. Elle en retient l'exigence de lucidité et de vigilance liée, non seulement à celui qui prétend mettre en œuvre une démarche scientifique, mais aussi à celui qui part en quête d'une « bonne posture du Cadre de Santé ».

Et c'est encore cette quête autour de la « bonne posture » du Cadre de Santé qui anime Émilie Da Silva Lemaire. À la recherche de la juste distance entre le soignant et le soigné vulnérable, dans le contexte particulier qui est celui des EHPAD, elle aborde une question sensible et qui relève de l'intime, à savoir celle de la sexualité des personnes âgées dépendantes. Elle s'engage alors dans une exploration courageuse d'une sphère trop peu souvent explorée de la philosophie, à savoir la spiritualité. Reliée aux sphères de l'éthique et de l'épistémologie, la spiritualité nous permet de questionner le sens et l'essence de ce que nous sommes et de ce que nous faisons et d'approcher la question de ce qui nous transcende, et/ou pas, de ce qui nous dépasse et/ou pas.

Ces auteurs, à travers leurs récits et parce qu'ils nous confient leurs doutes et leurs espoirs, qu'ils partagent avec nous leurs expériences et leurs créations, stimulent nos propres questionnements. Ils invitent tout un chacun en quête de légitimité à revisiter la question de la « bonne posture », de la retenue et de la juste distance. Ce faisant, ils nous encouragent à repenser les limites de nos responsabilités individuelles et/ou collectives dans des situations de vulnérabilité. Ils nous enjoignent à redessiner les frontières entre vie privée et vie publique, frontières nécessaires, indispensables, pour qu'émergent des pensées singulières, des pensées qui non seulement accueillent le doute, mais s'appuient sur lui pour cheminer de l'ombre à la lumière.

INTRODUCTION GÉNÉRALE

Jean-Noël Demol

Le projet de publier le présent ouvrage mérite d'être situé par un éclairage historique. Quelle est l'origine des publications d'ouvrages collectifs ? Nous sommes dans les années 1995-1996. Avec le Professeur Lerbet de l'Université de Tours, nous nous appliquons à la formation de professionnels dans le cadre du Diplôme Universitaire d'Études de la Pratique Sociale (DUEPS) de l'Université de Tours. Un colloque organisé par Catherine Guillaumin, présidente de l'association des titulaires de cette formation, illustre comment une nouvelle ingénierie peut être innovante, pour le peu que les concepteurs osent se libérer des modèles mécanistes, à appliquer et contraire au développement humain et social (Guillaumin, 2002). Depuis 1984, sont soutenus 20 à 25 mémoires de très belle facture. Alors, que faire de ces savoirs ? Georges Lerbet suggère de publier un ou des ouvrages collectifs. Les contributions s'inspirent de travaux universitaires validés. Elles recueillent des ressources insoupçonnées de méthodes, de problématisations, d'approfondissements conceptuels, de ressources bibliographiques. Elles laissent percevoir chez les auteurs, la conjonction entre le faire et le penser ; la puissance créatrice d'un esprit d'homme inventeur et concepteur à l'image de Léonard de Vinci. De ce fait, ces savoirs méritent d'être communiqués. Il n'est pas concevable de les laisser dans l'ombre, stockés sur des étagères de bibliothèques ou sous forme électronique. Chaque texte forme un chapitre. Il apporte son humble contribution à la communauté, en même temps qu'il manifeste une reconnaissance du travail de son auteur. Ainsi nait le projet dans la relation problème-projet. Le problème ne représente pas a priori un obstacle, une difficulté selon sa version populaire. Il parait effectif à un second degré de réflexion. Soulignons que problème et projet ont la même origine étymologique (probalen). Le premier ouvrage parait en 1997.

Publier, Écrire pour être lu est un vrai travail. Dans le cas présent, les auteurs sollicités donneront à voir de leurs savoirs, de la façon de l'exprimer, des paradigmes de référence, de la pertinence de leurs contributions. Et, finalement, un peu d'eux-mêmes sera mis en lumière. Ce mouvement laisse penser qu'écrire agit comme un révélateur de l'être sachant qu'un écrit n'est pas la personne. Il nous appartient, nous, accompagnateurs de l'écriture, d'être présents-absents, de soutenir l'auteur, de résister aux demandes de consignes. La forme est exigée, le texte demeure sous la responsabilité de son auteur. Ici le couple libération-structuration prend tout son sens. Il est tout à fait convenable que les auteurs soient en quête de normes. Certes, laissons la pensée s'exprimer, l'organisation viendra. Dans la situation inverse, nous avons affaire à, d'abord une structure, une organisation vide sans savoir de quoi elle sera remplie. Ce propos pourrait être étendu à tout accompagnement d'écriture. L'écriture dans ce cas génère des processus personnels de formations et de transformations, ils nous échappent de l'extérieur. Les auteurs en témoignent à leur façon. Ils savent qu'écrire ne se fait pas sur commande. Ils s'exercent à intérioriser des savoirs multiples et à se décentrer de leur quotidienneté et de leur temporalité. Ils écrivent non pas dans un temps organisé, planifié, mais souvent à contre temps pour emprunter l'expression à Pineau (1986). Ce double mouvement ne présente aucune linéarité. Il rencontre des forces antagonistes comme la centration ou la fixation sur un objet au risque de restriction de la pensée, et l'extériorisation qui épuise les ressources (Lerbet, 1981, 1988). De tout ceci, vu de l'extérieur, nous n'en savons que peu de choses ! Nous savons, au regard des productions écrites, combien la dynamique est féconde et complexe.

Plus concrètement, au quotidien, les auteurs sont des professionnels. Ils assument leurs responsabilités de cadres. Nous savons que le travail fatigue. En revanche, chacun à sa manière y trouvera des ressources à la problématisation, à la conception de perspectives pragmatiques. Toutefois, quid des ressources à mobiliser hors travail, hors vie familiale et/ou sociale ? Et puis, dans leurs travaux universitaires, les auteurs ont eu à faire face à d'autres questions, comme par exemples : comment éviter (mieux) surmonter des obstacles épistémologiques (Bachelard, 1938), comment concevoir action et connaissance ? À cet effet, Dewey expose clairement et longuement la distinction faite au fil des siècles entre le faire du quotidien méprisé, déclassé et la pensée à l'élite, à quelques-uns (1929/2014). En toile de fond demeurent d'autres questions comme : comment échapper à une logique cartésienne prétentieuse et sans inspiration ? Comment confondre, relier ce qui parait séparé (Le Moigne, 1990, p. 15-28). Enfin, écrire pour être lu par un large lectorat inconnu ! Il s'agit d'imaginer à comment rendre un texte cohérent dont la progression de la lecture sera aisée, guidée, à l'image de l'enfant tenu par la main d'un parent avant de traverser la rue. Chacun s'affaire à rendre un texte cohérent, fluide et au sens perceptible. Il interroge les termes, tutoie la syntaxe, tresse les phrases. Il articule, enjoint à sa façon originalité et rigueur. Il tente de résister au désir d'exhaustivité, etc. Jean-Louis Le Moigne disait et répétait « Travailler à bien penser, bien penser pour faire ». Voici pour ce qui parait aujourd'hui et à l'expérience d'accompagnement d'ouvrages collectifs, émerger à la surface de la réflexion. Intéressons-nous à présent à l'ouvrage.

De l'ombre à la lumière.

Le titre ne s'applique pas uniquement à cet ouvrage. En effet, nous le retrouvons en titre de film, d'intitulé au tableau de Van Gogh à propos du Canal du Midi, de titres de chansons, ou encore de symbole, etc. Dans le cas présent, celui de l'ouvrage collectif, il revêt une signification singulière : mise en lumière de ce qui demeure dans l'ombre en termes de production de recherche. Toutefois, ce même titre mérite une explicitation en convoquant au moins deux termes : ombre, lumière et la préposition à.

L'OMBRE

Le terme est polysémique. Phénomène physique, ses représentations et interprétations n'ont cessé d'évoluer de l'antiquité à nos jours. L'ombre s'apparente à une demi-obscurité à intensité variable. Elle correspond à l'interception de la lumière par un corps opaque. Sa projection aux contours plus ou moins flous ne permet pas de visualiser les détails. Par exemple, l'ombre d'un arbre d'une forêt au soleil levant ressemble à une autre ombre d'un autre arbre. Autre exemple, un mémoire de recherche rangé parmi d'autres en bibliothèque n'indique en rien son contenu, sauf si nous décidons de l'extraire et de le consulter. Socialement et juridiquement, l'ombre signifie cacher, interdire de liberté : mettre à l'ombre ; laisser dans l'ombre ; ne pas évoquer, oublier de mentionner. Pour faire court (trop) l'ombre dissimule, interdit l'accès à l'objet. Dans ce sens, elle devient un terreau fertile à l'imagination puisqu'elle n'est en fait qu'une image représentant une face projetée.

À

La préposition à signifie le lien entre deux termes, par exemple aller d'un point A à un point B, je vais à ; ou encore, à un passage, comme de « l'information à la connaissance », ouvrage de Jacques Legroux (2008). Remarquons que le libellé ne rend ni compte de boucles de rétroaction, ni d'obstacles à franchir. La comparaison avec le déroulement d'opérations successives (algorithme) semble tout à fait pertinente. Enfin, le à n'exprime en rien les processus et/ou transformations, des ressources et des contraintes ; par exemple la transformation de problèmes concrets du quotidien en problématique de recherche.

LA LUMIÈRE

Nous trouvons ce terme sous de multiples disciplines ou domaines de recherche, comme : la physique, l'astronomie, l'optique, la théologie, la mécanique, l'armurerie, etc. La lumière rend visible par l'œil et/ou l'esprit. En philosophie, elle nous évoque le siècle des Lumières au XVIIIème siècle. Il y eut des précédents à la renaissance (redécouverte de l'Homme, nouvelle naissance) et des successeurs. Il se manifeste comme un mouvement européen et non exclusivement français. L'idée majeure consiste à s'extraire de l'obscurantisme religieux de Rome. Celui-ci impose ses sources de vérités, la nature de la vérité et ses dogmes. Sont rejetées et condamnables toute pensée critique, toute remise en cause, toute vision nouvelle. Celle de Copernic et de l'héliocentrisme se substituant au géocentrisme en est une parfaite illustration. Le siècle des Lumières ne fait pas que s'opposer, il propose en matière de philosophie certes, mais également en recherche (primauté à l'esprit scientifique), en théorie politique et sociale, en histoire naturelle, etc. (Gusdorf, 1968, p. 154-160). Toutefois, il serait illusoire de penser que le siècle des Lumières se substitue en un siècle à l'obscurantisme séculaire. La coexistence jette parfois le trouble.

INCONTOURNABLE CAVERNE

La communication du titre, bien que restreinte et très récente autant que sélective, provoque un commentaire quasi immédiat du genre : « la caverne de Platon ! ». Ce qui nous intéresse ici, ce n'est pas l'anthologie du texte (ce qu'il est) mais bien ce que produit l'allégorie. Une allégorie a pour fonction de stimuler la pensée et non pas de la fixer. Chacun, en souvenir de ses études, peut évoquer quelques bribes de mémoire. C'est un fait. Les relectures des passages de la République nous remettent dans le contexte de l'époque. Athènes, où vit Platon, vit une mutation amenant la cité à la démocratie. Platon, soucieux de la formation et des futures responsabilités du citoyen, s'interroge en dialogue avec son frère, Glaucon, sur cette question. Il en écrit le livre VII (p. 358-400). Dans la caverne, des hommes sont enchainés. Par une source lumineuse (un feu), ils ne voient que leurs ombres. Symboliquement, ils n'ont qu'une référence, c'est-à-dire eux-mêmes hors contexte extérieur. À terme, ils seraient voués à l'entropie (régression des ressources entrantes des cellules entrainant la mort). Platon cherche un moyen de les extraire de leurs propres ombres, de les accompagner vers la lumière (savoirs multiples et nouveaux, variétés nécessaires au maintien et au développement de la vie). Donner à voir autre chose que le quotidien tant en action qu'en pensée. Avec cette référence tout aussi ancienne qu'actuelle, nous comprenons que l'accompagnement soit convoqué. Il figure dans les perspectives pragmatiques envisagées par chacun des auteurs des contributions de cet ouvrage.

Le sous-titre, et notamment insolite renvoie à inaccoutumé, à surprenant, à inattendu, à ce qui sort de l'ordinaire, etc. Bref, à ce qui semble étranger du quotidien culturel. Notons que selon l'Ancien Testament, étranger signifie à la fois nouveauté attractive et à la fois crainte, voir peur de la nouveauté. Il y a peut-être une coexistence de ces deux approches contradictoires dans cet ouvrage.

Les écrits s'inscrivent dans une perspective constructiviste. L'origine de ce paradigme est traditionnellement attribuée à Piaget vers 1929. Jusqu'alors, le behaviorisme (stimuli-réponse) poursuit l'essentiel des actions et réactions humaines. Or, le chercheur genevois ouvre une autre voie de compréhension essentiellement basée sur l'observation minutieuse de ses enfants et notamment de sa fille Jacqueline. Deux processus majeurs sont identifiés, mis en interaction dans ce qu'il nomme l'équilibration des structures cognitives (1975). L'histoire du constructivisme nous apprend son antériorité et révèle ses multiples contributeurs, comme Valéry (1894/1957), Vico (1725/2006), Bachelard (Le Moigne, 1995, 2001, 2002). D'autres s'y associent comme Watzlawick, Morin et Von Glaserfeld. Ce dernier exprime clairement sa version d'un constructivisme radical (1988, p. 19-43). Il rompt avec l'idée que la connaissance soit une réalité objective, insoluble, c'est-à-dire hors contexte, hors complexité. Les sujets (vivants) deviennent alors des objets décomposables, analysables, bref, inertes. Et pourtant, Descartes figure de référence par son célèbre discours (1637-2014), enseigné et appliqué au gré des adaptations nous enjoint à considérer l'évidence comme une vérité, à décomposer l'objet d'analyse et à ne rien omettre. Il sera rejoint par A. Comte (1849-1949), initiateur d'un scientisme autrement dit du pouvoir de la science à expliquer et maitriser le monde. Tout ceci nous amène à penser que les objets inertes doivent être distingués des sujets vivants (végétal, animal, humain). Cette vision épistémologique, ancrée dans l'inconscient culturel, demeure le principal obstacle à la perspective constructiviste c'est-à-dire qu'il convient d'adopter, de s'approprier en soin et formation comme en toute relation humaine et/ou à soi. Cependant, ne nous y trompons pas dans l'interprétation. Il ne s'agit nullement de remplacer un paradigme par un autre. L'objet d'étude fournit la posture épistémologique pertinente à adopter. Les exemples sont multiples. On peut démonter une mobylette, un scooter et le remonter. En principe, il ne doit pas y avoir de problème quant à son fonctionnement. Par contre, l'opération appliquée à une grenouille lui supprimera la vie. Un saucisson se découpe en fines lamelles. Il en va autrement pour une volaille par exemple. Nous avons ici affaire à la différence entre ce qui est compliqué, analysable, décomposable et ce qui est complexe (de plexus, lié, tissé) indécomposable. Tout ceci n'est pas une figure de style. Puisque nous travaillons avec le vivant, il nous appartient de distinguer l'analyse (Cf. Descartes) de l'explication (explicaere : déplier), de la compréhension (prendre avec).

Ce détour épistémologique peut paraître abscons. Il est susceptible de provoquer un désir de mieux comprendre, comme une résistance voire un sujet de ce qui fut appris jusqu'alors. Questionner la pertinence actuelle des apprentissages antérieurs, au lycée, en études supérieures, s'avère quelquefois violent. Accepter une autre épistémologie, une autre relation au monde et à soi s'avère salutaire. Oser la variété, variété vitale (Demol, 2022, p. 15-26).

Les contributions

L'ordre des contributions, loin d'être aléatoire, ne répond à aucune hiérarchie particulière. De même, il n'y a pas de lien formel entre chaque texte. Ainsi, toute liberté d'entrée dans l'ouvrage ou dans une contribution en particulier est-elle laissée au lecteur ; liberté qui invite à la rencontre.

À ce propos, en chapitre 1, Arlette De Carvalho s'inspire de ses rencontres afin de proposer l'étude du terme rencontre dans une perspective professionnelle de Cadre de Santé. Couramment utilisé, il renvoie aisément à de multiples évocations. Reste que la rencontre signifie aller à l'encontre, à la confrontation (front contre front). Dans ce sens, elle est à distinguer du croisement. Par exemple : deux voitures se croisent, tout va bien ! Si deux voitures se rencontrent, il y aura, dans le meilleur des cas, une déformation de carrosserie, et la nécessité d'une réparation (reformation). Ce qui nous intéresse en particulier, c'est bien la rencontre entre deux personnes, voire plus. Le sens du terme demeure comme le soulignent Gaston Pineau (2003, p. 371-373) et Charles Pépin (2021, p. 15-26).

Le re de rencontre peut laisser penser à la déformation et à la reformation. Dans l'étude du préfixe re, Morin (1980, p. 333-346) met en évidence les multiples champs concernés et une double acception. La première relativement pauvre s'intéresse à la réparation à l'identique. Elle correspond à une vision mécaniste. La seconde s'intéresse à la complexité du vivant. Elle conçoit alors le re comme opportunité. « Réorganisatrice, régénératrice » (p. 346). Le cas du conflit sociocognitif pensé par Doise et Mugny (1981) illustre d'une autre façon comment la rencontre de connaissances génère le fait de repenser, d'infléchir, de réorganiser les connaissances chez deux personnes qui se rencontrent.

Nous aurons dès lors compris qu'il s'agit moins de définir la rencontre que de s'intéresser à ce qu'elle est susceptible de produire (qu'est-ce que ça fait). Au demeurant, la rencontre induit conjointement crainte et opportunité, d'où l'expression « oser la rencontre, oser le changement ». Elle sous-tend sa nécessité en vue d'une éventuelle coopération. C'est ce qui est envisagé dans cette contribution.

La rencontre est ici envisagée dans une visée coopérative. Voici ce qui se conçoit dans la nécessité du travail d'équipe. Les exemples sont légion. Toutefois, rien ne va de soi selon la version bachelardienne (1938, 2014). La rencontre, la coordination, la collaboration deviennent incontournables à la coopération (opérer avec) comme l'écrit Guillaumin et al. (2020, p. 37-38). Là encore, la coopération ne se décrète pas. Elle suppose d'oser la rencontre, de communiquer et de vouloir travailler ensemble. Retenons un exemple. Le premier nous amène au Danemark en 1849. Le gouvernement du pays devient une monarchie parlementaire. Les citoyens deviennent électeurs de l'Assemblée du Peuple (folketing). Le pasteur Grundtvig, soucieux de la formation des adultes, crée les Hautes Écoles Populaires censées aider les danois à assumer leurs responsabilités citoyennes. Sa devise, en phase avec notre propos, était « sortir (de chez soi, de soi), parler et faire (travailler ensemble) ». Elle correspond tant à faire au trait d'union entre rencontre et coopération suggéré par l'auteur de cette première contribution.

La suivante introduit le doute dans le quotidien managérial du cadre. Arnauld Moulinec, fort de son expérience questionnée et de sa recherche (mémoire de master) ouvre un questionnement autant salutaire qu'inconfortable et inattendu. Il heurte la traditionnelle culture selon laquelle le doute n'a pas bonne presse et serait à éliminer. Ceci se comprend au regard de la quête de certitudes (Dewey, 1929/2014). Celles-ci génèrent des sentiments de confort, de sécurité et d'assurance sous des formes aussi multiples que variées. En versus, elles induisent le rejet de la variété (pensée unique, sectarisme, etc.), le refus de contingences liées à l'évolution imprévisible du contexte de vie humaine et sociale. Partant du principe que la vérité est accessible par le bon sens (Descartes, 1637/1951) et qu'il n'y a aucun doute possible (p. 16), nous assistons sous l'effet d'inconscient collectif à l'exclusion de toute innovation, de toute recherche. Questionner, se questionner, relève du contre-courant de pensée ordinaire tout comme admettre la rationalité limitée de Simon (prix Nobel d'économie). Au quotidien, le doute n'a rien d'exceptionnel. Duneton (1976), dans un style vivant et imagé, nous raconte comme le doute lui vint dans sa carrière d'enseignant en classe de transition. Au début, il reproduit en classe ce qu'il a connu en tant qu'élève. Puis, au fil du temps, il s'intéresse aux élèves. Il innove dans ses pratiques pédagogiques. Il se fatigue. Il s'interroge, et se rend compte que l'école reproduit les inégalités sociales, les collègues discutent des méthodes et non du contenu. Il en déduit que les savoirs enseignés en petits morceaux découpés et que l'on enseigne comme au XIXème siècle. Lerbet écrit « École et innovation ne font pas bon ménage » (1990, p. 121). Alors quid de prise en compte des évolutions et des transformations techniques, sociétales, etc. Il devient comme une truie qui doute à qui au lieu de trouver des truffes, elle ne déterre que des champignons en plastique. Elle a été leurrée ! Il ne perçoit plus le sens de son métier, il doute. Cet exemple en appelle d'autres. Le lecteur pourra peut-être en trouver.

Nous pourrions continuer sur cette voie en citant quelques exemples de travaux, comme le principe d'indétermination de Heisenberg (1929) dans le domaine de la physique quantique, la fin des certitudes de Prigogine à propos de la supériorité des systèmes auto-organisateurs (vivants) (1996, p. 82-84), du plaidoyer pour l'indéterminisme de Popper (1984), etc. Nous sommes, et c'est bien là l'inconfort dans une société de l'incertitude (Urteaga, 2023). La conjonction d'événements survenus dans le dernier quart du XXème siècle ont brouillé les repères établis par les trente glorieuses (crise énergétique : 1974-1975, chômage plus que quintuplé de 1974 à 1981, remise en cause des autorités établies parentales et/ou religieuses, etc.). De fait, nous comprenons, la quête d'accompagnement (Demol, 2009, p. 5-14).

Rien de surprenant à ce que l'auteur de cette contribution fasse du doute l'objet de son travail. Chaque recherche s'inscrit dans un contexte. Ici, il s'agit du doute chez le Cadre de Santé. Tout transfert dans un autre contexte ouvre d'ailleurs des possibilités pertinentes. Nous pouvons considérer formellement le doute intérieur et le doute qu'il laisse percevoir chez les N-1 (agents ou autres personnes du service). Alors, quid de la posture managériale ? Le texte invite à la penser, voir à la reconsidérer.

Devenir Cadre de Santé (CdS) d'emblée peut laisser imaginer à un texte présentant différentes étapes incontournables s'enchainant comme un algorithme. Il n'en est rien. Annie Miserole fait de ce libellé l'objet de sa recherche. Celle-ci puise ses ressources dans ses expériences professionnelles réfléchissantes, questionnées ouvertement. De « faisant fonction » à une posture de chercheur, tel est l'objet de cette troisième contribution. Elle sonne comme un retour réflexif, autant qu'une projection vers de nouvelles responsabilités, inspirée par le pragmatisme de Dewey. Le concept de Cadre présente globalement des contours flous (Cousin, 2004). On sait que le Cadre dispose d'une certaine liberté d'action, de responsabilités (droits et devoirs) étendues, d'une reconnaissance socioprofessionnelle perceptible. Voici pour le côté pile ! Le côté face met en lumière des contraintes : difficultés à différencier vie professionnelle - vie privée, à transformer des directives institutionnelles en projets partagés avec les agents, à intégrer les modes d'informations numériques en accompagnant les N-1, à demeurer un tiers inclus entre Direction et N-1. Les contraintes ne laissent aucunement dans l'ombre les potentiels cachés de la pratique de la responsabilité de Cadre. Le passage d'un statut à un autre s'envisage comme la perspective de l'exercice d'un nouveau métier. Il requiert la maîtrise d'animation d'une équipe, des pratiques d'évaluations en entretiens annuels notamment, et une perspective de carrière (Bergère et Chassard, 2013, p. 15). Devenir Cadre, et après ? Point de réponse unique ni définitive, simplement une mise en lumière de l'expérience vécue accompagnée d'une explicitation à propos d'une mutation professionnelle (Geremia, 2020, p. 145-159).

Le chapitre suivant avec Frédéric Plateau et Jérôme Zimowski rompt une éventuelle suite imaginée et s'inscrit par le concept central d'éthique en transversalité. Le terme d'éthique loin d'être un usage courant ne fait aucunement de distinction entre les métiers, entre les philosophies ou autres épistémologies. Bien que l'éthique nous renvoie à la Grèce Antique (Socrate, 310/300 av. JC/1965), elle n'en demeure pas moins toujours d'actualité. Se poser et inviter la réflexion, le sens (sensibilité, direction, signification) à la table d'orientation, requiert une prédisposition, volonté à penser en rupture avec le faire dans l'immédiateté. La présente contribution en sert d'exemple en formation Soins Infirmiers (SI). Elle s'inscrit, armée d'une ressource bibliographique et épistémologique dans une perspective pragmatique d'initiation à la recherche. Elle conjoint éthique et recherche dans un contexte de formation spécifique qui pourrait admettre des transferts dans d'autres secteurs professionnels. Les auteurs ouvrent des perspectives heuristiques. La première invite à penser éthique et morale en tension, l'une étant plutôt de l'intériorité et l'autre de l'extériorité (Lerbet, 1998, p. 4-7). D'où la question : comment, dans une pratique de soins réfléchie, distinguer et relier éthique et morale ? Les deux concepts distingués formellement (Beauvais Azzaro, 2014, p. 21-39) au quotidien ont des frontières poreuses. Ce sujet intéresse d'ailleurs la contribution suivante. La deuxième concerne les soignants dans leur métier c'est-à-dire dans leur responsabilité (ministerium) et dans le mystère de leur pratique (mysterium). Ils ont affaire à des patients en quête de soins, d'expertise de soins. C'est un fait. En contrepoint, l'expertise exigée n'exclut en rien la culture. Si l'on a coutume d'entendre que la culture est ce qui reste qu'on a tout oublié, il n'en demeure pas moins qu'elle sert également à générer l'esprit critique. La question demeure simple a priori, plus laborieuse a posteriori, puisqu'il s'agit d'inviter chacun à délibérer. En ingénierie de formation, il est tout à fait pertinent de penser (afin de faire) le triptyque expertise, éthique et culture ; une voie parmi d'autres.

La dernière contribution d'Émilie Da Silva Lemaire nous amène à la fin de l'ouvrage, comme vers la fin d'une vie des résidents en EHPAD. L'objet du texte est sensible à double titre. Il affecte les personnes âgées dépendantes en rupture de leur vie privée, vécue comme une crise (krisis : rupture, reconstruction). Il rompt le tabou de l'intimité, des affects et de la sexualité des résidents. Rien d'étonnant à ce que l'éthique soit convoquée ! Ils s'expriment sous d'autres formes ; voilà ! Nous savons que la vieillesse est un concept à appréhender avec attention et réflexivité. L'ouvrage de De Beauvois (1970) y consacre 801 pages, et ce n'est pas le seul. L'accompagnement de la vieillesse, comme passage d'une planète à une autre mérite d'être pensé (Delaisi de Parseval, 2022). Rappelons que l'accompagnement s'avère pertinent en situation de rupture (crise). C'est ce que vivent les résidents en rupture de modes de vie, de relations sociales, d'intimité, etc. Le projet de vie individualisé (PVI) conçu par l'Institution pourrait-il accompagner la transition vie privée-vie publique ? Pour terminer sur ce volet, situons-nous au-delà du cas particulier ici développé. Point besoin d'énumérer les appellations successives des lieux de résidences, de réécrire l'histoire de la considération de la vieillesse étroitement dépendante de la culture : en

Afrique, un vieillard qui meurt est une bibliothèque qui brule. Voici qui invite à penser la transmission intergénérationnelle. A ce propos, Roger (2010) met en scène la rencontre d'une vieille mamie, tante même, toute fripée, et un garçon inculte d'une quarantaine d'années, conçu par accident et rejeté par sa maman dès sa naissance. Il s'assoit l'après-midi sur un banc, à l'ombre et compte les pigeons qui viennent picorer à leurs pieds. Au fil des après-midi, Marguerite et Germain se parlent. Et puis, elle lui fait la lecture de passages de l'Étranger de Camus. Germain réfléchit, s'intéresse, se questionne sur sa vie. Marguerite a réussi à le sortir de l'ombre. Dans les lieux de résidence pour personnes dépendantes, comment éviter qu'elles ne soient mises à l'ombre, dans l'attente d'une fin de vie ?

Belle lecture à vous !

CHAPITRE 1

UNE REN-CONTRE À LA GÉNÈSE DE LA CO-OPÉRATION

Arlette De Carvalho

En devenant diététicienne, je réalise qu'entre la pratique et la théorie il y a des principes à adapter, dont celui de la relation soigné/soignant. Il s'agit, me semble-t-il, de ma première rencontre professionnelle, celle avec la réalité, la vraie vie des patients.

Confrontée à un système de soin en mutation, j'ai proposé d'apprendre en m'adaptant à ces changements en intégrant, en 2015, dans le cadre d'un Master, le Laboratoire d'Éducation et de Pratique de Santé (LEPS) pour y développer des compétences en ingénierie de l'Éducation en Santé et de l'Éducation thérapeutique. C'est là que débute ma rencontre avec l'écriture.

L'expérience du Master m'a intrinsèquement changé, j'ai fait le plein de sens et j'ai surtout rencontré ma capacité à oser penser que je suis acteur, et que j'ai un rôle à jouer dans notre système de santé. Concevoir, mettre en œuvre, développer et évaluer deviennent alors des compétences précieuses et c'est à cette étape que je réalise que pour changer les choses je dois évoluer professionnellement, relever des défis, vivre des expériences, apprendre et m'adapter… Je me rencontre, moi, future manager. Mon expérience managériale m'amène à la rencontre de collaborateurs aux parcours variés, aux professions et spécialités complémentaires, tous essentiels à la prise en soin de patients diabétiques. Le management, entre autres, d'une équipe transversale que représente le service diététique implique une vision globale et systémique de l'établissement hospitalier. J'ai eu à cœur de promouvoir le décloisonnement, en intra-hospitalier mais aussi en extrahospitalier avec le développement du lien ville/hôpital. De multiples rencontres, tantôt provoquées, tantôt fortuites, sont venues ponctuer mon parcours, et progressivement, modifier le cours des choses.

L'une des rencontres marquantes est, à ce stade de mon expérience, la rencontre du « patient-partenaire », en tant que modèle (Montréal) d'abord, puis en tant que professionnel. Cet acteur devient incontournable dans notre système de santé, à condition de prendre la peine de le rencontrer, de se rendre disponible pour n'en attendre finalement rien de précis, juste s'autoriser à regarder le champ des possibles, s'autoriser à rencontrer un autre point de vue.

Depuis quelques mois seulement, en devenant Cadre de Santé en Psychiatrie, je suis bien dans cette phase de rencontre, celle qui déstabilise, trouble, questionne, celle qui suscite mon intérêt et celle qui me changera, incontestablement, etc. C'est bien ce phénomène de rencontre que je souhaite partager avec vous lecteurs.

Parce qu'il est en perpétuelle mutation, le secteur de la santé interroge, bouscule, transforme les acteurs qui s'y investissent. Cette présente contribution fait suite à un travail réflexif ayant pour objectif d'étudier l'émergence d'un « nous », d'un « ensemble » inclusif de nouveaux acteurs. Si le « travailler ensemble » apparait, d'après l'agence nationale pour l'amélioration des conditions de travail, comme un besoin, après plus d'un an de crise sanitaire Covid-19, cette réflexion questionne la capacité du système, dans sa dimension pluriprofessionnelle, à coopérer. Dans l'étude menée avant la crise sanitaire, dont l'objectif était de faire émerger des attentes et conditions vis-à-vis d'un décloisonnement ville-hôpital dans le champ de l'éducation thérapeutique, la relation ville/hôpital apparaissait comme cloisonnée et concurrentielle, alors même que la complémentarité de ces deux systèmes y est souhaitée. Les entretiens avaient mené la réflexion, entre autres, autour de la nécessaire « rencontre physique entre les différents acteurs, car, d'après ces mêmes acteurs, la confiance en est une résultante » (De Carvalho et Gagnayre, 2018).

Ces deux systèmes présentent visiblement un défaut de rencontre à des niveaux probablement multiples. De nouvelles ressources réflexives, et conceptuelles ouvrent de nouvelles pistes. Stimulée par la curiosité et des constats renforcés et/ou nouveaux, notamment à propos du partenariat et de la coopération, etc., je m'interroge sur l'adverbe employé couramment : ensemble.

Un besoin d'être « ensemble » implique de former « une unité enveloppante ou groupante », comme le définit le Centre National de Ressources Textuelles et Lexicales (CNRTL). Cette notion d'unité groupante n'est pas sans rappeler les travaux de Mucchielli sur les dynamiques de groupe avec notamment sur la notion d'interaction « vitale » pour le groupe (2017, p. 92). Ainsi l'arrivée d'un nouveau métier dans un groupe de professionnels de santé peut être considérée comme « un étranger », qui, toujours selon Mucchielli, implique une réaction du groupe qui sera fonction de ses normes intérieures. Il n'est donc pas question, comme pour n'importe quel « nouveau », d'assimiler cet « étranger », mais bien de redéfinir les limites du groupe. Cette « délimitation des frontières » s'induit, notamment, part « la découverte de nouveaux partenaires » (Ibid. p. 43-45).

Ces nouveaux partenaires, dans le domaine de la santé se multiplient. L'infirmier en pratique avancée, le « bed-manager » autrement dit le gestionnaire de lits, mais aussi le patient partenaire (Pomey et al., 2015) en sont des exemples. Leur arrivée dans un groupe implique une transformation qui peut être culturelle et sociétale entrainant une difficulté récurrente en management, la résistance au changement. Il en découle une étape incontournable et préalable à cette transformation, le temps de la Rencontre. Cette étape déjà reconnue comme essentielle à la relation thérapeutique (Rothier-Bautzer, 2002) apparait ici, inévitable dans la relation de partenariat professionnel. La rencontre entre professionnels s'accompagne, en vue d'un changement, dans l'objectif d'une coopération et c'est autour de ces concepts que s'articule ce travail.

En effet, dans un premier temps, la rencontre fera l'objet d'un regard croisé entre anthropologie et sociologie. Ensuite, le changement et son incontournable résistance seront développés, pour amener le concept d'accompagnement dans sa version dynamique et ainsi finir sur l'enjeu de la coopération.

I. LA RENCONTRE, DU COMBAT AU FAIT D'EXISTER ENSEMBLE

De la compétition sportive au fait de rencontrer quelqu'un, le terme « rencontre », d'un point de vue étymologique et lexicographique nous apporte plusieurs informations que nous traiterons au sein d'une première partie. Ensuite, pour un regard anthropologique, nous articulerons « la rencontre » autour de la complexité de la « relation duale » de Lerbet Sereni (1994) et la notion de « proxémie » d'Hall (1978). Enfin, en nous appuyant sur l'analyse stratégique de Crozier et Friedberg (1975), nous étudierons la rencontre dans sa dimension sociologique.

1. Le mot rencontre, un regard étymologique

D'après le CNRTL, le mot rencontre signifiait historiquement « l'action de combattre » et ce n'est qu'au XVIIème siècle que celui-ci est associé au « fait de rencontrer quelqu'un sur son chemin ». Aujourd'hui encore, la compétition dans le milieu du sport est appelée « rencontre » et c'est bien « contre » un joueur que l'action s'exerce. La notion d'affrontement est donc lexicale et dans ce type de rencontre il existe des règles connues des deux parties et une « issue de la rencontre » est attendue. « On ne se rencontre qu'en se heurtant », écrivait Flaubert (Schweiger, 2012, p. 75-82). La rencontre implique un choc, un bouleversement ? La rencontre est alors un affrontement. Contrairement à l'aspect planifié ou organisé d'une compétition, la rencontre se définit également dans sa dimension « fortuite », le hasard d'une rencontre, la bonne ou la mauvaise rencontre, autant d'associations possibles dans le champ lexical de l'imprévisible et donc de celui du risque. La rencontre implique donc un risque. Faire la rencontre de quelqu'un c'est aussi « faire sa connaissance ». La connaissance de l'autre passe donc par sa rencontre, il s'agit là de « l'acte consistant à établir une relation avec quelqu'un ». La rencontre revient alors à établir une relation.

D'un point de vue philosophique, dans la rencontre, ce qui importe est le caractère contingent (Botz-Bornstein, 1999), des propositions ni tout à fait vraies, ni nécessairement fausses. « Le contingent peut être envisagé comme événement fortuit généré par la rencontre de séries causales indépendantes » (Ermakoff, 2013). La rencontre promet donc une nouvelle réalité, « la naissance d'un projet » (Pépin, 2021, p. 45), en un mot, le changement. Même si celui-ci peut parfois être « quasi imperceptible, inconsciente » (Ibid. p. 89), il n'en reste pas moins présent. C'est aussi notre capacité à se rendre disponible pour accueillir la rencontre qui rend le changement possible, c'est « oser se montrer vulnérable » au sens de Pépin, pour « briser d'un coup tout un jeu de postures et de rôles qui font barrage à la rencontre » (Ibid. p. 184). Il est question de modifier le lien social connu, de faire confiance, de prendre le risque de faire confiance.

Alors, à ce stade, le terme rencontre pourrait se définir comme un risque qu'implique une relation d'affrontement en vue d'exister ensemble dans une réalité à construire.

2. La relation duale et la proxémie, un regard anthropologique

Dans son ouvrage « La relation duale », Lerbet Sereni, présente l'espace tiers impliqué dans cette relation décrite comme paradoxale et réciproque : « La relation duale est une relation paradoxale et réciproque qui instaure un espace tiers entre deux sujets. Cet espace tiers identifie la relation comme une inter-trans-co-action qui constitue l'autonomie du système relationnel, permettant l'émergence d'ipséités successives » (1994, p. 128). La relation dépend des actions co-menées dans cet espace tiers, et c'est bien sa dimension systémique et dynamique qui fait qu'une relation est unique, mais évolutive.

De son côté, Hall dans son livre « la dimension cachée », propose quant à lui, la notion de « proxémie » définit comme « l'ensemble des observations et des théories concernant l'usage de l'espace par l'homme » (Hall et al., 1978, p. 129). C'est au travers de ces deux ouvrages que nous tenterons de décrire la complexité de la rencontre.

Dès les premières pages, Lerbet Sereni associe l'émergence du « nous » (p. 17) dans la possibilité d'une rencontre « qui fait de la relation interpersonnelle une relation particulièrement signifiante » (p. 23). La dynamique est alors conversationnelle avec un « monde commun est à construire ensemble » impliquant ce que l'auteur nomme le « tiers » comme un entre-deux. Ce tiers peut être « inclus », et représente à la fois « la différence entre deux pôles » et ce qui « relie ces deux pôles » permettant ainsi leur rencontre (p. 102). Ce tiers inclus est décrit comme un lieu de reconstruction permanente. Le tiers « exclu » est de son côté soit absent en proposant d'organiser la « séparation » des deux pôles, soit présent, permettant de « renouer » la relation. Cette approche dite ternaire devient donc un outil de compréhension relationnelle dans le prolongement des travaux de Lupasco. Le concept du « tiers inclus » implique, selon lui, un processus dynamique de logiques contraires où la relation est aussi importante que ce qui relie les deux acteurs (Lupasco, 1987). La notion d'antagonisme est expliquée comme une dualité d'éléments contradictoires, mais complémentaires. Cette version interroge la pensée binaire pour laquelle il n'y a pas d'entre-deux.

Le « nous », ce tiers inclus, délimite la relation qui démarre par une rencontre, celle de deux « bulles » au sens de E. Hall, des bulles personnelles ou des « petites sphères protectrices » (Hall et al., 1978, p. 150). Elles participent à la compréhension de l'organisation de cette relation duale et spécifiquement de l'organisation de l'espace de rencontre. En effet, cet anthropologue explique que la nature des relations sociales influence la perception du monde et que des erreurs d'interprétations peuvent être observées lorsque des individus « issus de moules culturels différents » se rencontrent (Ibid. p. 222). Il démontre que chaque type de relation impose une « proxémie » ou une « distance interpersonnelle » entre les acteurs, il en distingue quatre catégories : intime, personnelle, sociale et publique. De plus, il nous apprend que les comportements humains sont organisés en fonction « des personnalités situationnelles apprises » au cours des quatre types de relations (Ibid. p. 145).

L'émergence du « nous », qui plus est, lorsque celui-ci relie des individus de cultures différentes amène à penser un processus transformateur. Rencontrer transforme, c'est-à-dire que le « nous » n'est pas seulement l'association du « je » et du « tu ». En se rencontrant, « je » se modifie, ainsi que « tu ».

3. Le pouvoir dans la rencontre, regard sociologique

Alors, si se rencontrer invite les acteurs de cette dite rencontre à se transformer, cette transformation se joue dans une relation qui mérite d'être expliquée à l'aide du regard sociologique. Selon Crozier et Friedberg, l'action collective n'est pas naturelle, il s'agit « d'un construit social » qui implique des relations de pouvoir : « Le pouvoir est donc une relation, et non pas un attribut des acteurs » (2014, p. 65). Ce pouvoir est ici pensé comme une relation instrumentale, sans en exclure l'affect, non transitive, réciproque mais déséquilibrée. Le jeu de pouvoir qui déséquilibre la relation n'est pas toujours volontaire, ou perçu. Par ailleurs, au travers de ces auteurs, nous apprenons que le pouvoir d'un acteur est fonction « de l'ampleur de la zone d'incertitude » (Ibid. p. 72). Effectivement, les organisations impliquent des incertitudes, qui apparaissent comme des contraintes que les acteurs vont intégrer dans leur « jeu » en orientant ainsi leur autonomie, donc leur pouvoir. L'incertitude peut provenir de l'organisation elle-même ou de l'environnement qui l'entoure. Chacun d'entre nous dispose d'une zone au sein de laquelle il peut opter pour un comportement imprédictible pour les autres acteurs, c'est la ressource dans toute négociation. C'est ce que Crozier et Friedberg appellent la « Zone d'Incertitude ». Par conséquent, augmenter son pouvoir, revient à augmenter la zone au sein de laquelle on peut avoir un comportement imprévisible. L'une des ressources du pouvoir est « la marge de liberté » que possèdent les acteurs et qui réside dans la possibilité qu'un acteur ait de refuser ou de négocier ce que l'autre lui demande. En effet : « Une situation organisationnelle donnée ne contraint jamais totalement un acteur (…), chaque acteur dispose ainsi de pouvoir sur les autres (…) négocier sa participation (…) contraindre les autres membres (…) et échapper à leur contrainte » (Ibid. p. 91-92).

L'acteur dispose alors d'une certaine autonomie et est capable de décision. Par ailleurs, toujours selon Crozier et Friedberg, toute relation à l'autre est stratégique et « comporte une composante de pouvoir, si refoulée ou sublimée soit-elle » (p. 212), mais aucun rapport de pouvoir « ne peut se bâtir sans moyens culturels » (p. 223). C'est à ce titre que les auteurs développent l'analyse culturelle, complémentaire de l'analyse stratégique, permettant de comprendre l'utilisation effective par les acteurs « des potentialités et opportunités d'une situation » (p. 224). Ainsi, la capacité collective serait dépendante d'un apprentissage collectif et la culture, un outil, une « capacité » pour les relations et leurs interactions. En conséquence, rencontrer un « être social », en tant qu'acteur stratège, implique donc un phénomène de pouvoir, mais aussi d'apprentissage.

Pour conclure ce volet, nous l'avons décrit, la rencontre d'un être social, acteur stratège, implique un risque dans une relation que l'on peut qualifier d'affrontement, et ce, en vue d'exister ensemble dans une réalité qui reste à construire. Ce phénomène culturel mêle jeu de pouvoir et apprentissage collectif dans un processus transformateur. « La rencontre » implique des logiques contradictoires et complémentaires, une reconstruction permanente, donc, du changement, du changement de soi, de nous, de nos organisations, de nos modes de pensées, de nos projets de l'existant.

II. Le changement et la résistance

Nous traitons du changement en tant que phénomène culturel puis nous développons le concept de résistance. Pour ce faire, nous observerons le changement au travers des travaux des sociologues Bernoux (2015), Crozier et Friedberg (2014) et Sainsaulieu (1992), ceux des psychothérapeutes Kourilsky-Belliard (1996) et Watzlawick (2014), complétés du regard de Giordan (2017) via les Sciences de l'Éducation.

1. Le changement, une rencontre culturelle

En tant que phénomène systémique, impliquant donc de nombreux éléments, le changement est, d'après Crozier et Friedberg, « contingent, tout comme le construit qu'il vise » (2014, p. 391). Effectivement, pour ces sociologues, le changement est par définition une transformation d'un système d'action. Il s'agit d'une combinaison entre « les contraintes externes aux organisations, les institutions et les acteurs » comme l'explique Bernoux (2015, p. 85).

Selon Bernoux, l'existence d'une contrainte sociale dans la mise en place d'un changement dans l'entreprise ne suffit pas à expliquer la réussite d'un changement. C'est le « sens » que l'acteur donne à son action en tant que « racine du changement » qui permet l'acceptation de ce changement, et il est lié aux identités et à la culture des acteurs concernés. La culture est présentée par l'auteur comme « un ensemble de modes d'action et de pensées, inventé par un groupe pour faire face à ses problèmes et qui a assez bien marché pour être validé, partagé et enseigné » (p. 174), et est la composante de tout changement. Même si l'identité est régulièrement présentée comme un frein au changement, elle est ici pensée comme « rempart contre le mélange, en même temps qu'une opportunité pour le favoriser » (p. 201).

La culture dans les organisations permet de comprendre ce qui amène l'acteur à agir. Selon Sainsaulieu, « la nécessité des changements de représentations mentales et de schémas culturels au cœur de processus transformateurs rend indispensable la confrontation de groupes culturels différents » (Sainsaulieu, 1992). Cette indispensable « confrontation » culturelle proposée par Sainsaulieu qui n'est pas sans rappeler le concept de « rencontre » développé au sein du volet précédent, influence donc le processus de changement qui consiste, par principe, en « une transformation des relations aux autres » (Bernoux, 2015, p. 53).

En transformant la relation, il en résulte une transformation personnelle, individuelle, car « pour changer il faut penser différemment » (Kourilsky et Watzlawick, 1996, p. 225), modifier sa réalité en tant que perception subjective, car dépendante toujours d'un observateur. En effet, « être c'est être perçu et percevoir » (Ibid. p. 207).

2. Les deux niveaux de changements

Il existe deux niveaux de changements cités par Kourilsky (1996, p. 166). Le premier que l'on nomme « changement 1 » agit sur les éléments du système concerné par le changement alors que le second, « le changement 2 » modifie le système lui-même. Dans ce dernier niveau, le changement dépasse la simple recherche de solution que le changement 1 préconise. En effet, Watzlawick déplore le besoin culturellement ancré de chercher à comprendre le « pourquoi » et oriente la réflexion préalable au changement sur le « quoi ». Selon lui, la recherche des causes dans le but de trouver des solutions amène à l'échec (2014, p. 103-106).

L'un des principes de ce changement 2 est « l'art de trouver un nouveau cadre ». En modifiant le contexte d'une situation, le changement s'opère notamment sur le « sens » accordé à cette situation. Ainsi quand Watzlawick cite Epictète avec « Ce ne sont pas les choses qui troublent les hommes, mais l'opinion qu'ils en ont », il amène à penser que le changement ne s'opère qu'en tenant compte des représentations des acteurs du dit changement (2014, p. 116-125). Le changement est donc un processus complexe qui agit sur un raisonnement basé sur des perceptions et des émotions.

3. La résistance au changement et/ou processus d'apprentissage

Contrairement à la notion darwinienne d'adaptation, il est fréquent de lire ou d'entendre que le changement implique une résistance au changement. Or, si Crozier et Friedberg expliquent d'abord que la résistance est un phénomène naturel « d'hommes dérangés dans leurs habitudes », ils précisent très rapidement qu'il n'est pas question de penser les acteurs d'une organisation « attachés de façon passive et bornée à leurs routines ». Il ne s'agit donc pas d'un refus du changement, mais plutôt d'une appréhension de manière « instinctive » des risques de ce changement (2014, p. 386).

Revenons étymologiquement sur la notion de résistance, qui se définit comme « tout phénomène physique qui s'oppose à une action ou à une force » d'après le Centre Nationale de Ressources Textuelles et Lexicales (CNRTL). Lors de la Seconde Guerre mondiale, la résistance est même « une action clandestine » menée en France et en Europe contre les armées allemandes d'occupation. En tant que volonté de ne pas se soumettre, la résistance est un processus cognitif. Même s'il procure un sentiment d'insécurité, « le déséquilibre cognitif a été considéré nécessaire au changement » (Masmoudi et Naceur, 2014, p. 298). Ce processus cognitif semble incontournable, l'apprentissage en est la résultante. En effet, l'Apprendre, comme le dit Giordan se construit toujours « contre » ce que l'on sait déjà. Ce docteur en biologie et en science de l'éducation parle de « le déjà là », il traite des conceptions et propose de « museler la conception contraire » (Giordan, 2017, p. 122). Dans l'apprentissage il est question de déconstruction donc de transformation de l'existant.

Le changement est un processus complexe et paradoxal qui passe par un apprentissage. Selon Bateson cité par Kourilsky-Belliard (Kourilsky et Watzlawick, 1996, p. 173-174), il existe quatre niveaux d'apprentissages dont seul le dernier niveau, le « niveau 3 » permet le changement, car il en résulte une nouvelle construction de la réalité contrairement aux niveaux « 0 », réflexe à un stimulus, « 1 » résultat d'un conditionnement, et « 2 » qui n'est que transposition des apprentissages. Ce niveau d'apprentissage nommé niveau 3 nécessite « un « lâcher-prise » mental » (p. 182).

Pour conclure sur cette partie dédiée au changement, nous citerons Kourilsky-Belliard qui conseille d'exploiter les résistances, car : « Nous avons tendance dans notre vision occidentale à envisager les objections ou les oppositions comme des freins et des obstacles à combattre. Cette vision dramatiquement partielle et limitante des résistances contribue largement à bloquer le processus de changement. Ne cherchons plus à les éliminer, mais employons-nous à les détecter et à mobiliser les forces cachées qu'elles représentent » (p. 158).

En effet, même si les objections perturbent, elles font partie intégrante d'un processus d'apprentissage (Giordan, 2017, p. 122). Et parce qu'elles perturbent, ces objections nécessitent un accompagnement, une progression dans le temps, une transformation des idées anciennes vers des idées nouvelles.

III. L'ACCOMPAGNEMENT, « ALLER VERS » ET « ALLER AVEC »

L'accompagnement intervient alors tout naturellement dans la progression de notre réflexion. En effet, imprévisible, comme la Rencontre et dynamique comme le Changement, l'Accompagnement s'inscrit naturellement à ce stade de la réflexion théorique. Le terme « accompagnement », seul, ne donne aucune information sur ce que l'on fait en le faisant. C'est pour cela que l'auteur Paul propose de penser une définition dite minimale qui serait « accompagner est aller avec/vers », trois sources dites « d'intelligibilité » que représentent « conduire », « guider » et « escorter » ainsi qu'un référentiel qualifié d'« unificateur » correspondant à l'idée de « lien et de passage, de veille et de partage » (Paul, 2019, p. 19). Dans ce chapitre, le concept de l'accompagnement sera traité sous deux angles : aller « avec » et « vers ».

1. L'accompagnement ou « aller avec »

« Aller avec » comprend une relation. Selon Boutinet, penser l'accompagnement, c'est « penser la relation d'accompagnement » (2014, p. 6). Cette mise en relation suppose la rencontre que nous avons déjà traitée précédemment, et dans cette relation spécifique d'accompagnement il est question de confiance, à minima une « confiance en la compétence de l'Autre » (Biémar, Charlier, et Jorro, 2017, p. 155). Parce que cette relation interpersonnelle a pour projet de favoriser chez l'Autre l'accès à ses propres ressources (Rogers, 2015), la relation d'aide devient une composante de l'accompagnement. De la relation d'aide découle également le management parce qu'accompagner une équipe c'est « faire émerger des qualités et les faire avancer ensemble » (Marty, 2013, p. 222).

« Aller avec » comprend un engagement. Si la relation d'aide évolue d'un « modèle réparateur » vers un « modèle d'accompagnement » (Foucart, 2005), c'est grâce à un « engagement » (Formarier, Jovic, et Association de recherche en soins infirmiers (France), 2012, p. 61) explicite, implicite, voir contractualisé, dont le fameux « pacte », décrit par Foucart (2005, p. 113), en constitue la base. Il scelle un accord « entre l'accompagnateur et les accompagnés, mais aussi entre les accompagnés » (Biémar et al., 2017, p. 156). Ce concept d'engagement, concept socio-historique fort (Formarier et al., 2012, p. 177), que nous développerons plus loin à propos de la coopération, devient dans l'accompagnement, une composante essentielle, un pacte qui régule la relation en lui fournissant des règles. Ces modalités impliquent, par exemple, un accord sur « le bien commun » (Biémar et al., 2017, p. 156) et garantissent la réussite de l'accompagnement.

« Aller avec » comprend une posture. Cette relation de confiance implique une posture éducative qui peut prendre plusieurs formes selon Le Bouëdec : la posture d'autorité, la posture contractuelle, la posture d'animation, la posture d'accompagnement. Il précise par ailleurs que « ce qu'on appelle accompagnement aujourd'hui relève paradoxalement le plus souvent d'une des trois premières postures » (2007, p. 173). Nous retrouvons d'ailleurs ces différentes postures dans le management d'équipe, car si l'accompagnement est « un art, c'est-à-dire non une science » (Bouëdec, 2007, p. 188), le management tel que le développe Mintzberg dans son ouvrage sur le rôle du cadre l'est également (Mintzberg, 2016). C'est cet aspect polymorphe de l'accompagnement et du management qui rejoint la dimension artistique car c'est un domaine qui est marqué par « la pluralité des formes, ce qui rend plus difficile l'interprétation » (Heitz, 2013, p. 26).

« Aller avec » comprend un espace tiers. En effet, accompagner suppose, pour Paul, « tenir ensemble ce qui s'oppose » (2007, p. 272). Si en ce sens, cet art rejoint la notion de tiers, ce n'est pas un hasard. En effet, la dynamique est conversationnelle comme dans toute relation duale avec un projet commun à « construire ensemble » (Lerbet Sereni, 1994, p. 101).

2. L'accompagnement ou « aller vers »

« Aller vers » comprend le fait de cheminer. « Accompagner, ac-cum-pagnis, ac (vers), cum (avec), pagnis (pain), dotant l'accompagnement d'une double dimension de relation et de cheminement » (Paul, 2009) nous amène à compléter les propos précédents relatifs à la relation par la notion de cheminement en tant que mouvement. L'accompagnement est en effet un processus dynamique, le mouvement est alors permanent, et vise un objectif. Il projette d'éviter « le risque d'une désadaptation sociale » (Paul, 2007, p. 253). Il s'agit de tendre vers l'autonomisation, particulièrement dans un contexte de « crise généralisée des identités sociales et professionnelles » (Roquet, 2009, p. 17). Si l'accompagnement s'inscrit dans le temps et présente une durée (Biémar et al., 2017, p. 155), cet « aller vers » convoque un mouvement qui dépasse la seule dimension temporo-spatiale. En effet, accompagner cultive « la prise en charge de soi par soi » (Paul, 2012). Comme l'accompagnement, l'autonomisation est donc un processus en mouvement, c'est « un déplacement du sujet par rapport à ce qu'il a primitivement intériorisé de l'autre » (Barus-Michel, Enriquez, et Lévy, 2013, p. 54).

« Aller vers » comprend le fait de progresser. Progresser, créer un écart entre une réalité et une autre qui reste à construire, ensemble. C'est bien ce cheminement qui induit le progrès qui n'est ni linéaire, ni irréversible, mais bien complexe (Morin, 2014, p. 51). Accompagner et ainsi mener l'Autre vers un objectif évolutif, contributif d'un changement, suppose pour chacun des acteurs de cet accompagnement de s'autoriser à oser, à prendre des risques, celui de l'imprévisible, en cheminant côte à côte. C'est précisément ce champ de l'inattendu qui rappelle le management. La gestion de l'humain est un projet par définition imprévisible.

« Aller vers » comprend le fait de sortir, et renvoie à l'allégorie de la Caverne de Platon qui illustre la sortie de l'ombre pour aller vers la lumière ou aller vers une délivrance « du filtre des idées et des théories » (Lavoie, 2016, p. 309). Cette délivrance, cette libération dans l'allégorie de la caverne convoque aussi la souffrance, le captif est ébloui. L'accompagnement, c'est aller vers le dépassement des représentations, des peurs, des incertitudes. Ces ruptures articulent le chemin et « sortir de la caverne n'est que le long détour qui doit être suivi d'un retour dans la caverne ». Il n'est donc pas question de renoncer à ce que l'accompagné est, mais plutôt de l'aider à « rompre avec ce qui l'empêche d'être soi » (Reboul, 2018, p. 66-67).

Pour finir provisoirement sur ce volet dédié à l'Accompagnement, nous avons pu voir qu'accompagner comprend une relation, un engagement, une posture, un espace tiers, mais aussi les faits de cheminer, progresser et sortir. L'accompagnement convoque un processus transformatif dont le point de départ est toujours une rencontre dont l'objectif peut être la coopération, concept développé ci-après.

IV. LA COOPÉRATION, OBJECTIF D'UNE RENCONTRE, OBJET DE CHANGEMENT

L'action collective n'est pas naturelle, c'est « un construit social » (Crozier et Friedberg, 2014 p. 15) qui, dans le cas présent de la coopération, en tant qu'agir ensemble, associe des opérateurs, une logique d'équivalence résultante d'un engagement dont la théorie du don, développée en dernier dans ce paragraphe, peut en être un modèle (Alter, 2010).

1. Des relations entre opérateurs jusqu'aux compétences collectives

Depuis le début des années 80, un changement s'opère dans les organisations puisque depuis le principe de l'organisation scientifique du travail les logiques d'économies évoluent. Le système est considéré en « mouvement » impliquant une mobilisation plus importante des opérateurs (Alter, 2010, p. 349). La notion de compétence collective apparait et l'apprentissage collectif en est le préalable. Il repose sur un « processus à travers lequel un ensemble d'acteurs, partie prenante d'un système d'action, apprennent » (Crozier et Friedberg, 2014, p. 395), c'est bien le fait « d'être ensemble » qui développe le principe d'apprentissage collectif.

La coopération repose sur l'association d'opérateurs qui développent une « complicité » et un principe de confiance. En effet, nous dit Alter, « on coopère parce qu'on a confiance en l'autre » (2010, p. 353), mais il précise aussi que de cette coopération, les opérateurs doivent en tirer du « plaisir » avant tout pour ensuite permettre de répondre à un besoin organisationnel. L'émotion surtout partagée participe à cet « être collectif » qui, via une relation de complicité, d'abord cognitive, amène, toujours selon Alter à ce « sentiment d'exister » (Ibid., p. 366/367).

2. De la logique d'équivalence à la théorie du don

Les relations de coopération s'inscrivent dans une « logique d'équivalence » qu'il est possible de lire, pour Alter, au travers de la théorie du don (2010, p. 355). Cette théorie repose, pour Mauss, sur le don et le contre-don dans une logique économique. La réciprocité est bien le fait incontournable dans l'idée d'échange de dons (2013, p. 141-153). Bernoux explique que la coopération apparait lorsque l'un des membres « en donnant quelque chose, va créer une dette » (2015, p. 212). Cette dette, si elle n'est pas nécessairement individuelle, implique cependant une attente en retour, comme si le don dans cette relation était une étape incontournable pour atteindre l'objectif commun, objet de la relation de coopération. Donner entraine un mouvement vers l'objectif.

La notion de mouvement décrite précédemment implique pour les « donateurs » et « donataires » de se retrouver parfois en dehors des espaces d'échanges malgré cette relation, dite sociale, ce qui rend difficile cette nécessité de « rendre », de « contre-don ». En d'autres termes, la coopération dépasse le simple passage par des procédures, mais nécessite d'intégrer ces « capacités à donner et à prendre », à penser plutôt comme le propose Alter « qu'on donne à un « tiers » plus qu'à un autre parce que cette action permet d'éprouver l'« être ensemble » » (Alter, 2010 p. 360). L'approche du tiers permet, bien que dans une logique réciproque, de sortir d'un échange dual en proposant des dons impactant la dimension collective. Coopérer, n'entraine pas exclusivement d'impact sur le donateur ou sur le donataire, mais sur un collectif qui peut bénéficier de cette relation. Nous pourrions parler de donataires ou bénéficiaires secondaires.

3. L'engagement ou s'engager

La coopération suppose la possibilité d'un accord qui doit, selon Bernoux, « être légitimé par l'ensemble » (2015, p. 225) et parallèlement la notion d'engagement résulte de la logique d'équivalence (Alter, 2010, p. 349).

Pourtant « le jeu » au sens de Crozier et Friedberg déjà développé précédemment, notamment dans le concept de rencontre, est « l'instrument que les hommes ont élaboré pour régler leur coopération » (2014, p. 113), mais il ne suffit pas. En effet, le problème dans la coopération est la difficulté d'associer « des acteurs aux logiques d'action différentes » et cela dépasse les jeux de pouvoir (Bernoux, 2015, p. 323). Alors, l'engagement est incontournable. Mais, dans l'objectif de coopérer, nous pouvons le penser dans sa forme active, car « s'il y a une forme de passivité dans le fait d'être engagé, il y a une reprise d'initiative dans le fait de s'engager » (Pierron, 2006, p. 60). Dans cette version de l'engagement, il convient de convoquer la dimension motivationnelle qui associe selon différents courants de la psychologie cognitive, le besoin et l'intérêt impliquant l'environnement sans en exclure la valeur affective (Giordan, 2017, p. 99/102). Cette motivation à s'engager est complexe, elle peut être définie comme « le construit hypothétique utilisé afin de décrire les forces internes et/ou externes produisant le déclenchement, la direction, l'intensité et la persistance du comportement » (Vallerand et Thill, 1993, p. 18).

4. La théorie de la traduction dans la coopération

Jusqu'alors, nous avons souvent évoqué l'analyse stratégique de Crozier qui place l'organisation en tant que résultante des actions des individus (Crozier et Friedberg, 2014), mais à ce stade nous proposons d'investir la théorie de la traduction proposée par Callon : « La théorie de la traduction montre toute l'importance des actions qui permettent à des acteurs venant d'horizons différents de se coordonner, de coopérer, soit pour défendre leurs intérêts, soit pour définir un projet exprimant des intérêts communs » (Callon et al., 1999, p. 121).

Le « co » impliquant la dimension collective aurait pu être traité sous d'autres angles que sont par exemple la collaboration et la coordination. Lorsque nous avons fait le choix, de penser le « travailler ensemble », nous nous sommes ainsi ouverts à des concepts variés autour de la dynamique collective, le « co ». Nous pouvons considérer la collaboration, selon les travaux de Larivée et al, liée à l'intensité de la relation établie entre les acteurs concernés, le degré d'engagement et le degré de consensus. Cette La théorie de la traduction, ou encore nommée « théorie de l'acteur-réseau », redéfinit le social en y insérant « les humains et les non-humains » (Bouchard, Prud'homme, et Doray, 2017, p. 235). En effet, au-delà de la relation de coopération, il est ici question d'impliquer le ou les dispositifs encadrant ces interactions. Des objets habituellement considérés passifs deviennent actifs au même niveau qu'un acteur. Nous pouvons imaginer dans le secteur de la santé, différents objets du quotidien, l'ordinateur, le dossier, les dispositifs médicaux, les médicaments, etc. C'est le passage du système d'action concret vers un système socio-technique qui fonde cette théorie de la traduction en plaçant la nature de l'innovation, enjeu de la coopération, comme élément acteur du système. Ce processus comprend quatre étapes : la problématisation, l'intéressement, l'enrôlement, et la mobilisation des alliés (Callon, 1986). Intéresser les acteurs et définir des rôles dans le cadre d'une problématisation qui amène à viser la coopération semblent être essentiels au processus de mobilisation.

1. Coopération, et les autres « Co »

L'évolution collaborative amène à penser la coordination associée à la concertation alors que la coopération propose le concept de partenariat (2007, p. 530). Parallèlement, d'après Marcel, Dupriezet et Périsset-Bagnoud dans le continuum de ces concepts (2010), la coordination amène une relation d'adaptation réciproque, la collaboration ajoute la notion d'interdépendance pour qu'enfin la coopération nécessite un « agir ensemble ». La collaboration joue ici l'intermédiaire entre la coordination et la coopération.

Pour résumer sur la coopération, nous pouvons percevoir ce concept comme un processus complexe qui fait intervenir des opérateurs dans une logique réciproque impliquant, à nouveau, la notion de tiers par l'intermédiaire, notamment de la théorie du don. Elle convoque une version active de l'engagement et peut s'analyser selon les relations stratégiques des acteurs, mais aussi dans une perceptive de système sociotechnique qui inclue l'environnement et les objets du système de coopération.

V. L'ÉMERGENCE DU « NOUS » AVEC UNE PROPOSITION D'INGÉNIERIE DE FORMATION

La complexité au sens de Morin, comprend des incertitudes liées aux phénomènes, mais aussi aux « limites de notre entendement » (2014, p. 49). Ces manifestations se produisent particulièrement lorsque la situation à accompagner comporte un enjeu culturel fort. Cela est le cas de la « rencontre » entre professionnels et patients dans une logique de coopération professionnelle de type « patients partenaires » comme le montrent les résultats de l'étude décrivant la manière dont les acteurs de la coopération attendue entre patients et professionnels de santé convergent et font évoluer leur relation (De Carvalho, 2021).

Il apparait pertinent de proposer une ingénierie de formation répondant au besoin d'évolution des organisations de soin vers une dimension plus inclusive des patients. Le choix d'une « formation-action », dont la méthodologie repose sur la participation des acteurs avec alternance des principes de compréhension et d'action, parait adéquat. Nous parlerons d'« intervention ergonomique » qui, au-delà de proposer la production de connaissance, « vise l'action » (Falzon, 2004, p. 336).

Dans cette perspective, le groupe d'apprenants, composé de soignants et de patients partenaires, devient parallèlement le groupe de travail du projet de développement du partenariat patient dans un contexte situé. L'agilité est donc appliquée au processus de conception en ce sens qu'elle renvoie à la fois à une capacité intellectuelle et une adaptation à un environnement (Goria, 2020). Cette proposition d'ingénierie de formation s'inspire de la méthode Scrum, issue du mouvement agile depuis 1995, ayant pour objectif le travail d'équipe rythmé par une série d'itérations tout en étant disposé à « accueillir le changement » (Aubry, 2018, p. 2 et 12). Il s'agit de répondre à un besoin de connaissances, mais aussi de développer une culture du partenariat patient en partant des représentations des acteurs concernés, les professionnels à tous les niveaux, mais aussi les patients partenaires.

Concrètement, nous intitulerons cette formation, le « PARI soignants/patients », qui sera l'acronyme de Projet d'Accompagnement de

Rencontres Inclusives. Le « PARI soignants/patients » est aussi l'occasion de saluer l'auteur Edgar Morin et son approche de la pensée complexe. Pour lui, « l'action est aussi un pari » avec sa part de risques et d'incertitudes que nous retrouvons dans l'hypothèse de la coopération entre soignants et patients (Morin, 2014, p. 105). De plus, attribuer un nom à ce projet rend le processus vivant et s'inscrit dans la conception du plan de communication de cette proposition d'ingénierie de formation. Elle vise un double enjeu, celui de la promotion de la formation associée à la volonté de débuter une réflexivité de la part des professionnels de santé face à l'émergence du partenariat patient, l'occasion possible d'amorcer des échanges dans l'équipe et/ ou avec l'encadrement.

En cinq modules, le projet a pour objectif de créer une dynamique de groupe et de promouvoir la démarche de coopération :

<u>Module 1</u> : La « rencontre » et les premiers pas du projet

Il est question de permettre d'aller à la rencontre de l'Autre en décrivant l'histoire de la relation patients/soignants pour terminer sur une cartographie du projet. Les finalités sont multiples et concernent la détermination des attentes du groupe, la discussion sur les représentations et la création d'une dynamique collective.

<u>Module 2</u> : De la relation à la coopération professionnelle

En repérant les avantages et les obstacles à la coopération, l'idée est d'initier la transformation relationnelle en pratiquant l'intelligence collective. L'enjeu est de développer les connaissances théoriques en amorçant le changement.

<u>Module 3</u> : La philosophie du projet et sa diffusion

Définir la philosophie et les modalités de la coopération a pour objectif de planifier des actions et de promouvoir le projet.

<u>Module 4</u> : Regards croisés et déploiement du projet

L'objectif est pluriel, avec la mobilisation des ressources, la création du réseau, le partage d'expérience mais aussi le déploiement du projet avec comme finalité la réflexivité collective.

<u>Module 5</u> : L'évaluation du déploiement et de la formation

Évaluer les acquis et les actions et proposer les axes d'amélioration sont des façons de valoriser le projet.

Cet espace formel que représente la formation s'accompagnera, nécessairement, si l'enjeu est bien une co-construction sociale et identitaire, d'espaces plus informels. Ce groupe d'apprenants constitué de soignants et de patients, dont le but est de travailler ensemble, nécessite de développer, par son caractère contingent, un espace qui n'appartient qu'à eux. Ce groupe dit « informel » qui, d'après le CNRTL, « assure une fonction de protection de l'ensemble » est le garant de la pérennité du « nous » amorcé en formation et accompagné ensuite par le manager au quotidien.

CONCLUSION À CE JOUR

Nous percevons mieux ce qu'impliquent les quatre concepts traités que sont la rencontre, le changement, l'accompagnement et la coopération (figure 1).

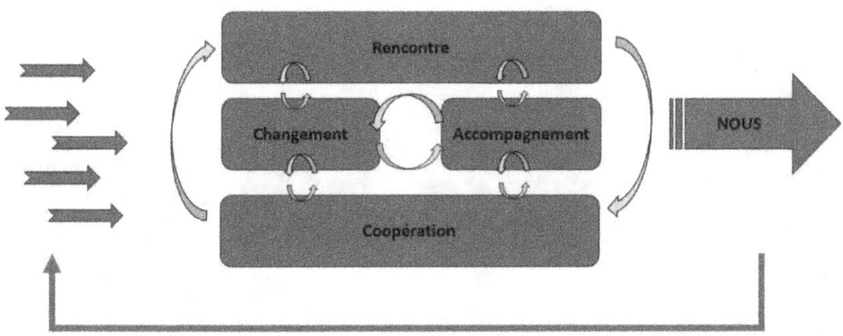

Figure 1 : Modélisation systémique de l'émergence d'un « nous ».
De Carvalho, 2023.

Nous avons ici affaire à un système. Les encadrés représentent des processeurs. Ce sont eux qui transforment. Les flèches symbolisent les processus c'est-à-dire ce qui se transforme, qui est transformé. La figure ne peut rendre compte de la dynamique des mouvements. Par contre, elle devient une aide précieuse à la représentation du système. Des travaux comme par exemples ceux de Le Moigne (1990), Demol (1991) ou de Mallon (2022) peuvent utilement servir de référence à la modélisation. Affranchi de la logique binaire, le tiers devient inclus. La place du tiers inclus a largement traversé ces réflexions et pour cause, la préparation de la rencontre, le passage au changement tout comme l'engagement à coopérer, résultent d'interactions entre acteurs différents qui s'accompagnent d'espaces tiers à prendre en compte. Ce sont ces espaces qui contribuent au système complexe dont la résultante est l'émergence du « nous », émergence qui ne peut se réaliser sans un phénomène de résistance et de perturbation cognitive. Pour finir, la figure suivante met en évidence les processus à l'œuvre, leurs itérations, et plus précisément les bouclages entre rencontre et coopération. Il s'agit bien de rencontre afin de coopérer.

CHAPITRE 2

CHOIX MANAGÉRIAUX ET POSTURE PROFESSIONNELLE : LE DOUTE DANS LE QUOTIDIEN DU CADRE

Arnaud Moulinec

Cet écrit se base sur une partie de notre mémoire de recherche, produit au cours de l'année en Institut de Formation des Cadres de Santé, en partenariat avec le département SEFA (Sciences de l'Éducation et Formation des Adultes) de l'Université de Lille (Moulinec, 2019), ainsi que sur notre expérience de terrain. En effet, notre vécu de manager d'équipe depuis 2016 a alimenté et continue à nourrir notre réflexion depuis notre sortie d'école et nous verrons à quel point les concepts abordés ci-après sont toujours présents dans notre pratique et nos questionnements quotidiens.

I. Actualité du doute

Le doute, notamment dans le parcours menant à de nouvelles fonctions, est une notion à laquelle plusieurs cadres ont fait allusion au cours de nos entretiens de mémoire avec des professionnels encadrant des équipes. Doute avant d'entamer le processus qui les a menés vers leur nouveau métier ; doute pendant la formation (sur la légitimité d'avoir intégré la formation, par exemple) et même doute une fois les professionnels diplômés et de retour en unités de soins ou en services médico-techniques. Concernant ce dernier point, nous pouvons constater, à titre d'exemple, un sentiment de désarroi que peuvent connaître certains cadres, qui ne parviennent pas toujours à trouver des clés de compréhension leur permettant de résoudre certaines situations délicates, ou encore intègrent ou réintègrent des fonctions qui ne sont pas ou plus en accord avec leur conception initiale du métier. Est-ce à dire que le doute est omniprésent dans l'ensemble du parcours d'accès aux fonctions de cadre de santé (et de « manager » au sens large) et même après cette période de transition ? C'est ce qui nous a semblé être le cas au cours de nos recherches.

À dire vrai, même les personnes interviewées en 2019 qui n'avaient pas employé explicitement le terme de « doute » dans le récit de leurs pratiques professionnelles nous avaient permis, d'une certaine manière, de nous questionner quant à sa présence et à son rôle dans un processus réflexif. Ceci peut être illustré par les propos d'une collègue, qui m'affirma un jour lors d'un échange autour de la question du doute : « je ne suis pas d'accord avec toi, le doute est réservé aux personnes qui n'ont pas confiance en elles. Je connais des personnes qui ne doutent jamais ! Elles savent ce qu'elles veulent et quoi faire en tout temps ». Vraiment, me dis-je à l'époque ? Vraiment ne doutent-elles pas, ou veulent-elles simplement sauver les apparences en préservant une certaine forme de posture d'autorité ou de crédibilité vis-à-vis des équipes de soins ?

Certaines personnes enquêtées au cours de recherches s'exprimaient tout en nuances comme dans l'exemple suivant, extrait de l'un des entretiens de 2019 : « La charge mentale d'un cadre est parfois énorme. C'est difficile d'être au clair, parfois. Il a tellement d'aléas que des fois, il faut accepter de ne pas être au top, de se tromper, de douter ». D'autres manifestaient un semblant d'embarras : « si parfois j'ai des doutes ? Je ne sais pas, non, moi je sais ce que je veux... Enfin, je sais ce que je veux... je suis humain je veux dire, mais je suis aussi responsable d'équipe, quoi ! ». Enfin, nous relevions une tonalité plus nette, plus franche chez d'autres personnes interrogées : « Moi je doute tout le temps ! Je sais que ce n'est pas bien parfois, mais c'est comme ça... enfin, je ne sais pas si c'est forcément une mauvaise chose, ça ne se passe pas si mal dans mon service ! ».

Au final, le doute peut apparaître comme tabou, comme peuvent l'être des sujets tels que les revenus personnels, la vie intime, les croyances, etc. Toutefois, il demeure à son égard une certaine retenue. Ceci laisse à penser que le doute, outre qu'il soit tout à fait personnel, s'inscrit comme étant un sentiment profond chez la personne. Son expression, de ce fait, n'est pas forcément spontanée. De plus, selon les représentations sociales à l'œuvre concernant certaines professions de la santé, ou du transport aérien par exemple, le doute a priori n'est pas permis. Ceci ne signifie pas pour autant qu'il n'existe pas. Nous pourrions d'ailleurs rapprocher l'appréhension du doute comme celle de l'erreur.

Ceci étant pensé, il devient aisé d'imaginer ce à quoi est confronté le cadre de santé dans l'accompagnement des agents de son service. Comment repérer un doute inhibiteur ? Et que faire dans ce cas ? À propos du cadre de santé, à qui peut-il exprimer un doute sans crainte de jugement ? De quel type d'accompagnement peut-il bénéficier ? Autant d'ouvertures à la réflexion venues avant et surtout pendant la formation. D'autres questions viendront, à croire que l'objet est inépuisable et irrésolu.

En tout état de cause, il semble pertinent à présent de définir quelques aspects essentiels du doute avant de tenter de mettre en lumière ses « effets bénéfiques », si tant est qu'ils existent, ainsi que ses aspects plus bloquants, pour les professionnels en phase de transition professionnelle, ainsi que dans le quotidien des cadres diplômés.

II. UNE APPROCHE DU DOUTE EN TANT QU'OBJET DE RÉFLEXION ?

L'une des nombreuses définitions actuelles du doute proposées par le CNRTL (Centre National des Ressources Textuelles et Linguistiques) est l'« État naturel de l'esprit qui s'interroge, caractérisé à des degrés différents soit par l'incertitude concernant l'existence ou la réalisation d'un fait, soit par l'hésitation sur la conduite à tenir, soit par la suspension du jugement entre deux propositions contradictoires ». Nous précisons ici qu'il s'agit de la définition actuelle, car le terme a largement évolué depuis le Moyen-âge, période durant laquelle il était initialement associé à la peur et à l'indécision et donc connoté très négativement dans l'inconscient collectif.

Nous retiendrons de la définition proposée par le CNRTL qu'il s'agit d'un état naturel et que de ce fait, il peut entrer dans le processus de réflexion normal de tout individu, à différents niveaux.

1. Une brève histoire du doute

Sans dresser ici un tableau exhaustif de l'histoire du doute, il convient d'admettre que ce concept a été abordé de tout temps par les philosophes à travers les âges. À la lumière de ses différents abords historiques et des courants philosophiques qui se sont succédés, il est possible de découvrir dans un certain nombre d'articles et d'ouvrages, plusieurs aspects intéressants du doute, qui peuvent être exploités dans le cadre de notre réflexion.

Martine Beauvais Azzaro (2014, pp. 41-59) dresse un tour d'horizon du doute à travers les époques et met en lumière les apports que représente chaque école.

Socrate (Vème siècle av. J.-C.), tout d'abord, définit la sagesse des philosophes par leur capacité à remettre en question les « vérités » établies et leur propre savoir. La vérité est en nous, pense-t-il. Afin de l'actualiser, Socrate utilise le questionnement. Il n'enseigne pas. Il interroge en posant des questions, parfois d'ailleurs saugrenues. Illustrons : il discute par exemple de géométrie en dessinant du bout du doigt sur le sable d'une plage, un rectangle. Le jeu de questions commence avec celui qui l'accompagne (calcul du périmètre, des diagonales, etc.). Cette pratique pédagogique prend le nom de maïeutique, discipline bien connue chez les sages-femmes. La mère de Socrate aidait d'ailleurs à la mise au monde des bébés. Ainsi, Socrate, selon la formule, aide à accoucher les esprits. Pour autant, rien n'est sûr et le doute persiste toujours quant à la véracité des réponses.

Et le sage, bien que conscient de l'immensité de son ignorance est celui qui ne craint par l'incertitude. Selon lui, l'homme est capable à la fois de connaître et d'accéder au bonheur.

Pyrrhon d'Elis (360-270 av. J.-C.), quant à lui, est le père du scepticisme et fondateur de la première école stoïcienne. Le sceptique doute de tout et en particulier du doute lui-même. Le scepticisme pyrrhonien est vu aujourd'hui comme une sorte de garde-fou établi contre les idées préconçues et surtout les opinions ne se basant sur aucun fait tangible. Pas plus alors qu'aujourd'hui, il n'existerait de vérités absolues sur lesquelles nous pourrions nous appuyer de manière certaine.

Le scepticisme selon Arcésilas (et Carnéade) réintègre la « pulsion de vie ». Basant sa réflexion sur ses sens, ils pensent que l'homme ne peut avoir accès à la vérité. Il ne peut tout au mieux percevoir qu'un sentiment de vérité, ce que nous pourrions appeler non pas vérité mais ce qui ressemble à la vérité, la verisimilitude.

Descartes (1596-1650), père du célèbre doute cartésien, pose le doute comme vérité première au cours de sa célèbre locution « je pense donc je suis » (cogito ergo sum, en latin). Étant communément admis que Descartes ait posé les bases de la rationalité mathématique, il ne peut être nié que le doute doive se voir octroyer une place prépondérante dans la mise en œuvre de toute démarche scientifique. C'est l'une des raisons pour lesquelles nous avons choisi de rédiger cet écrit portant sur le doute, notre mémoire s'étant efforcé de procéder avec rigueur et méthode pour tenter une approche de notre objet de recherche, la posture managériale, jamais définitive, toujours à questionner.

Nietzsche enfin, par le biais du courant nihiliste, nous questionne sur les raisons, les conditions et les circonstances d'apparition des valeurs. L'évaluation de ces dernières permet une définition du bien et du mal qui peuvent prendre un sens différent suivant la manière dont ces notions sont abordées. En ce sens, le doute nietzschéen vise à déconstruire nos idéaux et à en proposer de nouveaux ; ces derniers, non basés sur des croyances, mais sur une réflexion véritable, tentent de se distancier de toute influence, de « libérer la pensée ».

Avant de poursuivre, une question parmi d'autres mérite d'être posée. Pouvons-nous distinguer et/ou rapprocher le sens du doute de celui du scepticisme ? La réflexion mériterait un long développement. Ici, prenons un exemple cité à plusieurs reprises chez nombre d'auteurs. Deux personnes ont devant elles un panier de pommes. L'opération consiste à s'assurer qu'il n'y a pas de pommes gâtées au risque d'endommager les autres. Celle qui doute de la qualité des pommes les examine une par une. Le travail terminé, elle les remet dans le panier après en avoir éliminé deux ou trois fruits suspects. La personne sceptique effectue la même opération. À la différence de la précédente, elle doute des conclusions de son travail. Au point de douter sans cesse et de renouveler X fois, voire à l'infini, la même opération. Les postures sont bien différentes et non sans conséquence chez le cadre de santé ou tout autre responsable d'équipe.

2. Tentative d'une classification du doute

Pour faire bref, nous avons choisi une référence : Raymond Robert Tremblay, du cégep du Vieux Montréal (1997), qui classifie le doute en deux grandes catégories : le doute ordinaire et le doute philosophique.

Le doute ordinaire, à la portée de tout un chacun sans effort particulier, est expérimenté quotidiennement par tout individu. Tremblay propose des exemples tels que « je doute de telle personne », pour signifier du peu de confiance que l'on accorde à une personne, ou encore « je doute que telle ou telle chose se réalise » ou encore « je doute que cela soit vrai » pour signifier un sentiment d'incertitude face à la probabilité de survenue d'un événement donné, ou pour mettre en doute l'authenticité de propos rapportés. Nous verrons un peu plus loin qu'il n'est pas dénué d'intérêt dans la pratique quotidienne des responsables d'équipes.

Le doute philosophique se démarque du premier dans la mesure où la finalité recherchée s'avère complètement différente du doute ordinaire. Il s'agit à présent d'une démarche intellectuelle qui vise à remettre en question une idée par l'emploi d'une méthode de pensée. Basés sur des courants de pensée et des approches diverses (telles que celles décrites plus haut), le doute philosophique correspond à une tentative de s'affranchir des erreurs de jugement par un usage raisonné de la pensée. « Prudence et circonspection » sont les maîtres mots de l'être pensant.

3. Le pouvoir du doute

Ainsi, à la lumière des éléments que nous venons d'aborder, il apparaît que le doute permet à l'individu qui le manie habilement de se questionner sans cesse par le biais d'un effort de conscientisation, de sorte qu'il le transcende, en l'exhortant à appréhender les situations de manière toujours plus approfondie, plus fouillée, et non pas en en se basant sur des théories toutes faites, par quelques biais qu'elles fussent émises (formations, rumeurs, idées communément admises, etc.).

Nous nous permettons ici d'établir un parallèle avec l'actualité récente afin d'illustrer un peu plus ce que nous entendons par « pouvoir du doute ». Au début de la crise Covid, Clément Viktorovitch (2020), politologue, nous proposait une chronique fort intéressante sur la chaîne de télévision France 5, portant sur l'emballement médiatique et sociétal entourant la chloroquine® et sa prétendue efficacité dans le traitement de la Covid-19, peu de temps après l'arrivée de l'épidémie. Il constatait que malgré l'incompétence quasi générale en matière de santé des hommes politiques et des individus lambda en règle générale, chacun se permettait d'émettre un avis sur le sujet. Seuls quelques médecins, pourtant a priori les plus à même d'apporter un éclairage un minimum empreint de scientificité sur le sujet, émettaient des réserves quant à son utilisation. Chacun détenait un avis et le partageait sans vergogne.

Viktorovitch expliquait cette absence de réserve de la part d'une partie de la population sur ce sujet controversé, par quatre biais :

- L'utilisation d'arguments d'autorité (notamment Didier Raoult affirmant que son seul statut de « plus grand infectiologue de France » lui permettait d'énoncer des vérités ne pouvant être remises en cause, à défaut d'arguments clairement démontrés.

- Le biais de confirmation, défini par le fait que l'esprit humain a une tendance naturelle à préférer que ses certitudes soient confirmées plutôt que remises en cause (il déteste changer d'avis).

- L'effet DUNNING-KRUGER : paradoxe expliquant que moins les individus ont de compétences dans un domaine, plus ils ont de certitudes à propos de ce dernier ; ceci pouvant s'expliquer précisément par l'absence de conscience de l'étendue immense de leur ignorance.

- La puissance intrinsèque de l'intention : explique que plus un individu sera convaincu par son discours, plus il sera convaincant. Il est à noter que de nombreux ouvrages abordent cet aspect sociologique intéressant du « soyez convaincus pour être convaincant », notamment Stephen Covey (2014, p. 41 à 50), qui explique comment les individus peuvent développer leur efficacité personnelle en adoptant des habitudes spécifiques, notamment ce qu'il nomme l'habitude n°2 : « Commencer avec l'intention en tête », qui met l'accent sur l'importance de définir une vision claire et de développer une forte conviction personnelle pour atteindre ses objectifs. Il affirme que cette conviction personnelle renforce la confiance en soi et la crédibilité de celui qui en est l'auteur, ce qui lui permet de persuader les autres plus facilement.

Il apparaît ainsi que le doute semble être un remède au « poison des certitudes » décrié par Viktorovitch.

Au regard de ces éléments, il nous semble que le doute puisse directement être mis en lien avec la réflexivité, concept que nous avons introduit plus haut et qui vise, rappelons-le, à se distancier de sa propre pratique afin d'émettre un jugement non (trop) teinté d'émotions et de certitudes.

Aussi, pour en revenir à l'objet de cet écrit, souvent nous nous sommes demandé si un manager confronté à des décisions managériales délicates ne devait pas faire l'effort de douter un peu, de manière à prendre la décision la plus avisée possible. En somme, non seulement le doute ne serait pas forcément l'ennemi de la décision, mais il pourrait même être l'allié de la personne confrontée à un choix managérial.

4. Les limites de l'utilisation du doute

Claude Bernard (1865, p. 92), s'inspirant de Descartes, disait : « Il faut douter, mais ne point être sceptique ». Si le contexte de cette citation était alors celui d'une approche de la médecine expérimentale, il semblerait néanmoins qu'elle puisse être extrapolée à d'autres situations, telles que celle qui nous concerne.

En effet, afin que le doute ne se commue pas en un élément bloquant, mais au contraire en moteur du cheminement de l'individu au cours de sa transition socioprofessionnelle, il convient pour le cadre de le maîtriser (si tant est qu'une telle chose soit possible) en l'utilisant plutôt qu'en le subissant.

En ce qui concerne les pratiques managériales, nombreux ont été les questionnements relatifs au doute, à savoir notamment comme il était perçu par les pairs de l'encadrant et par les équipes encadrées. Ce fut notamment le cas de Mesdames Vandoolaeghe et Devulder (2016) qui, dans leur article traitant du doute dans le milieu de l'encadrement en Santé, décrivaient le délicat équilibre à trouver entre une communication pertinente à propos du doute (auprès des pairs et des équipes, lors de la survenue de problématiques) et le respect et l'autorité qu'il s'agit de conserver afin de ne pas être mis en difficulté.

Dans la même idée, une personne interviewée au cours de l'un de nos entretiens de mémoire d'études, déclarait que le sujet n'était pas de douter en tout temps et pour toute situation. Cela pouvait être perçu, selon elle, comme un manque de confiance flagrant de la part de la personne doutant, et pouvait renvoyer un message très délétère auprès de l'équipe encadrée, auprès de laquelle elle pourrait bien perdre une confiance déjà difficile à obtenir. Qui aurait envie de suivre un capitaine ne sachant pas quel cap donner à son navire et faisant part à son équipage de ses doutes permanents quant à la route à suivre ?

Mais il nous semble, à la lumière des éléments mis en évidence plus haut, que des doutes intérieurs, ponctuels et à propos de situations « à enjeux importants » (telles celles concernant des projets de services ou de grandes orientations stratégiques), sont bel et bien gage d'une certaine qualité de réflexion et de remise en question des pratiques pour le Cadre de Santé, ainsi que pour tout autre personnel encadrant, au demeurant.

Nous pensons que le doute devrait s'inscrire dans le cadre d'un processus de réflexion global, dans lequel il tiendrait la place d'un état des lieux ponctuel visant à faire émerger toutes les options envisageables, dans une situation donnée.

5. Dans quel courant du doute cet écrit s'inscrit-il ?

Considérant le doute et les questionnements dans ce qu'ils impliquent comme processus de construction identitaire et non de blocage, il apparaît que chaque courant décrit tient une part importante dans notre propre conception du doute. Cette conception se veut, à l'image de celle de Beauvais Azzaro, « nettement optimiste » (Ibid, p. 57) puisque nous croyons qu'une remise en cause de toute certitude s'avérera toujours nécessaire pour permettre un examen de tout objet de réflexion. Ainsi que l'affirme une citation attribuée à Socrate « Une vie sans examen ne vaut d'être vécue ».

Pour établir un lien avec la construction de la posture managériale, il apparaît que le doute fait partie intégrante du processus de construction identitaire que vit chaque personne en cours de transition socioprofessionnelle. Nous irons même plus loin, il s'avère absolument nécessaire pour tout professionnel s'inscrivant dans une démarche d'amélioration perpétuelle de ses pratiques. En effet, le doute visant à remettre en question ce qui peut apparaître comme une évidence de prime abord, il permet de fait d'aller plus loin dans toute démarche d'analyse. Le doute permet de ne pas se baser sur des certitudes, mais d'envisager d'autres options et de se questionner sans cesse sur leur pertinence.

6. Comment utiliser le doute de manière pratique quand on est manager ?

Prenons un exemple de terrain !

Dans la pratique quotidienne d'un cadre de santé, nombreux sont les moments durant lesquels nous avons recours au doute avant de prendre une décision. Un exemple typique est celui du conflit qui peut opposer deux agents entre eux. Il nous est fréquemment arrivé que l'un des agents du service réclame justice et demande à ce que le collègue avec qui il est en désaccord soit sanctionné pour un retard, une attitude professionnelle considérée comme inadaptée, une erreur qualifiée comme grave ou autres. Outre le fait qu'il n'incombe pas aux professionnels de demander la mise en applications de dispositions disciplinaires vis-à-vis d'un autre collègue, il apparaît aujourd'hui à peu près clair que des faits litigieux nécessitant une action de la part du Cadre, doivent être envisagés avec distance et retenue. Il semble impératif de se distancier de l'événement raconté et de ne pas prendre pour argent comptant les causes et conséquences de la situation évoquées par le professionnel rapporteur. En remettant en question (ou en doute) les faits, il est souvent possible de mettre au jour des nuances vis-à-vis de la situation et d'adapter les actions à mener par la suite. À titre d'exemple, les personnels qui se plaignent ne sont souvent pas exempts de défauts eux-mêmes et ils ont pu être en partie à l'origine du dysfonctionnement observé et/ou du conflit. La mise en doute permet souvent une analyse plus fine de la situation et mènera à la mise en œuvre d'actions plus appropriées que celles prises dans la précipitation.

III. Une piste d'accompagnement : la co-réflexivité durant la période de transition

Une partie entière de notre mémoire de recherche (Moulinec, 2019) traite de la réflexivité en tant qu'(auto)analyse dans l'action et, plus à distance, sur l'action de sa propre manière d'agir dans des situations données.

Il semble que, quelle que soit sa filière d'origine, la personne en transit entre ses anciennes fonctions et celle de responsable d'équipe, forge sa nouvelle posture d'encadrant à partir de ses observations, de ce qu'elle perçoit comme étant les « codes » du milieu intégré (qui ne sont pas nécessairement aisés à percevoir de prime abord) et bien sûr, de ses propres valeurs et de sa vision singulière du métier de cadre (soignant ou non).

Afin de l'aider à construire des éléments de réponse à ses questionnements au travers d'un accompagnement par ses pairs diplômés, il est apparu intéressant de mettre en place des séquences pédagogiques utilisant les apports du socioconstructivisme. Ceci s'avère utile afin de permettre à l'individu en phase d'apprentissage de réfléchir sur ses propres expériences, mais aussi celles des autres professionnels en formation et ainsi de bénéficier des qualités de réflexion d'un groupe entier.

1. L'intention

Au travers des sessions pédagogiques proposées, que nous imaginons spécifiques à chaque établissement qui souhaiterait les mettre en place, l'objectif est de mettre en condition les personnes en cours de transition professionnelle pour développer leur réflexivité, de manière collective. Cette « co-réflexivité », basée sur des situations pratiques présentées par des professionnels diplômés, visera non pas à communiquer aux apprenants des « outils » de management, mais plutôt à les faire réfléchir sur des situations singulières de management, aux attitudes qu'ils auraient imaginé adopter, en se projetant à la place du cadre diplômé. Le doute y tient une place majeure puisque l'un des objectifs est de dédramatiser son usage et même d'en présenter des intérêts au groupe.

Nous avons voulu dans les figures suivantes modéliser la construction des séquences pédagogiques. Elles ont pour but d'expliciter les processus mis en jeu au cours des séquences, la finalité ainsi que les tensions qui pourraient apparaître au cours des séquences.

La première figure ci-dessous met en évidence les interactions attendues entre le cadre diplômé et les cadres apprenants. Les encadrants diplômés animent les sessions en utilisant notamment une partie de leur savoir expérientiel, qu'ils peuvent partager avec le groupe au travers de cas spécifiques. Ces situations, ainsi que d'autres cas de figure abordés par le groupe d'apprenants, donnent lieu à des échanges et aboutissent finalement à la production de savoirs (ex : « différents moyens d'appréhender un choix managérial lorsque le cadre est confronté à telle ou telle contrainte », etc.).

In fine, les séquences aident l'apprenant à construire progressivement sa posture réflexive au travers d'exemples de terrain. Et comme schématisé par le pointillé, l'apprenant une fois diplômé pourra, s'il le souhaite, faire un jour profiter de nouveaux cadres apprenants de son expérience.

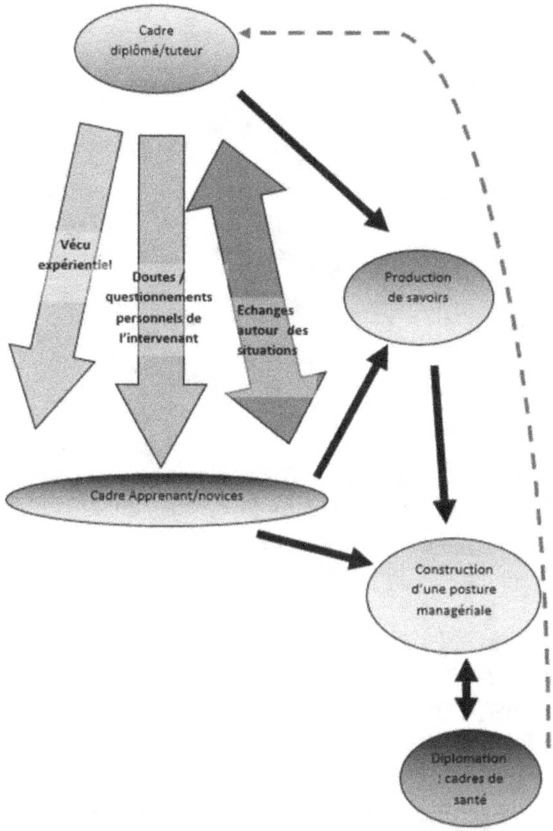

Figure 1. « De situations managériales singulières à la construction de postures de cadres de santé » (Moulinec, 2022)

La seconde figure se focalise sur la production de savoirs au cours des sessions. L'idée est de faire intervenir l'ensemble des personnes en présence. L'intervenant, modérateur de séance ou acteur à part entière puisque présentant des situations managériales, a pour rôle d'accompagner les apprenants dans les analyses de situations et de favoriser l'émergence d'une posture résolument réflexive chez ces derniers. L'approche se veut néanmoins davantage transversale que pyramidale, les analyses de situations réalisées par les apprenants pouvant compléter celles proposées par l'intervenant. Au travers de son expérience, ce dernier n'aura pour autre rôle que de guider, d'accompagner la réflexion des cadres novices. C'est ainsi que les cadres apprenants co-construisent des savoirs avec l'intervenant.

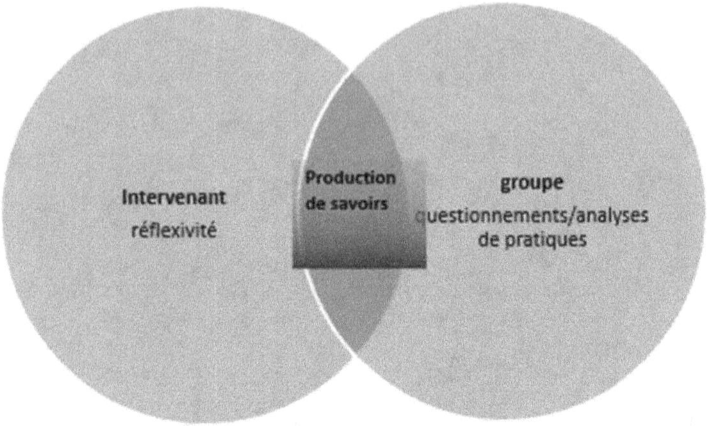

Figure 2. « La production de savoirs par confrontation de points de vue et par l'accompagnement » (Moulinec, 2022)

Commentons !

La posture managériale se construit individuellement et semble fortement dépendante du contexte professionnel dans lequel les cadres évoluent. Lors de la réalisation de notre mémoire de fin d'études (Moulinec, Ibid), nous avions interrogé des cadres de santé issus de la filière infirmière, de l'Imagerie Médicale ou encore de la Biologie Médicale, qui avaient décrit des postures managériales sensiblement différentes suivant le profil de l'équipe encadrée (autonomie, profil technique ou soignant des agents, etc.). La construction de ces postures semble pouvoir être accompagnée par des pairs ayant leur propre vision de la fonction d'encadrement et/ou pouvant concourir à faire expliciter aux apprenants cadres de santé, les raisons qui les ont incités à agir de telle ou telle manière, ou encore des façons différentes d'aborder des problématiques de terrain. Certains avaient confié avoir beaucoup appris auprès de leurs tuteurs respectifs, leur apportant un regard différent sur les situations rapportées et permettant une prise de recul souvent bienvenue.

C'est précisément dans cette idée d'accompagnement par des pairs que sont envisagées ces séquences. L'idée est de permettre aux cadres novices d'atteindre leur « zone proximale de développement » ainsi que la définit Lev Vygotsky (1978, p. 86) c'est-à-dire le niveau maximal de compréhension et d'appréhension des problématiques qu'il est possible d'atteindre pour un individu (dans le cas présent, par les futurs cadres de santé), grâce à l'aide extérieure de deux entités : celle du cadre venant faire part de sa situation managériale et celle des autres membres du groupe d'apprenants.

La boucle de rétroaction figurant sur la première modélisation suggère qu'une fois diplômés, les cadres de santé ayant bénéficié de ces séquences peuvent à leur tour devenir des cadres intervenants, pouvant faire profiter la future génération de cadres de leurs situations et de leur expérience en termes d'analyse de pratiques.

2. L'analyse et la mise en place d'objectifs

L'étude préliminaire : bilan de l'existant et analyse des besoins

La première étape, fondamentale pour baliser tout le contenu de ce qui va suivre, consistera à dresser un tour d'horizon des dispositifs existants et de recenser les besoins des apprenants, en termes de contenu des séquences pédagogiques.

Cette partie d'analyse correspond peu ou prou à l'intégralité de ce travail de recherche qui a tenté de mettre au jour les besoins d'accompagnement des cadres novices, en lien avec la construction de leur posture d'encadrant. L'idée d'élaborer cette séquence nous est venue à plusieurs reprises au cours des entretiens que nous avons menés, notamment lorsque certains professionnels mettaient en avant un apprentissage sur le tas, parfois vécu difficilement par ces derniers.

Ainsi, une analyse attentive du discours des cadres décrivant leurs difficultés au cours de ces premiers mois de prises de fonction nous avait conduit à nous demander ce qui pourrait être proposé aux cadres novices pour les aider à s'approprier leurs nouvelles fonctions. Et il a nous a semblé que la piste de l'analyse réflexive était une réponse pertinente à apporter à cette problématique.

Étant entendu qu'il ne s'agit nullement ici de réinventer quelque chose qui se fait déjà assez fréquemment dans les établissements proposant des dispositifs d'accompagnements, mais plutôt de les compléter. En effet, d'après les informations que nous avons obtenues par le biais de plusieurs sources, les structures hospitalières semblent être les seules à accompagner leurs futurs cadres de santé et ne proposent pas ou peu de séances en lien avec l'analyse des pratiques professionnelles. Ceci se révèle en particulier durant la période de préintégration des instituts de formation. Les dispositifs d'accompagnement semblent se focaliser assez fréquemment sur une transmission descendante d'un certain nombre d'informations pratiques. Il va sans dire que nous ne pouvons nier leur importance, telle que les formations aux logiciels de gestion des plannings, une initiation au cadre législatif (droit du travail) ou encore à la conduite d'entretiens de tous types : entretiens d'évaluation, de recrutement par l'intermédiaire de jeux de rôle (le plus souvent).

Toutefois, ce que nous proposons en complément n'est pas, cette fois, d'apprendre aux cadres apprenants des informations, mais plutôt de leur apprendre à apprendre (Perrenoud, 2002) au travers d'une initiation à l'analyse des pratiques et à la pratique réflexive. Il est à noter que le public que nous visons (les cadres novices) a peut-être déjà été formé, au cours de sa formation initiale, à l'analyse des pratiques professionnelles. Cela peut notamment être le cas des personnes ayant suivi une formation infirmière (réformée en 2009) ou encore celle dispensée aux manipulateurs d'électroradiologie médicale (réingéniée en 2012). Dans les deux cas, l'approche par compétences avait introduit la pratique réflexive dans les référentiels de formation des deux filières. Même si tel est cas, le nouveau contexte de travail des cadres apprenants est forcément très différent de celui de leurs anciennes fonctions. Il semble ainsi très important de l'employer à nouveau.

Nous soulignons que la proposition formulée dans cette partie se distingue du tutorat, assez fréquemment mis en place dans les établissements proposant des dispositifs d'accompagnement, car elle vise à présent un groupe d'apprenants. Il s'agit ici de s'appuyer sur les principes du socioconstructivisme pour faire émerger une analyse et des savoirs collectifs.

Nous imaginons des séquences pédagogiques qui se tiendraient dans l'établissement des cadres novices, tous les deux mois et à des temporalités qui impactent peu les activités quotidiennes (par exemple les vendredis après-midi), favorisant ainsi tout à la fois la disponibilité des cadres apprenants, mais également celle de leurs pairs intervenants.

La finalité de ces sessions sera d'accompagner la réflexivité (incluant le doute et les questionnements) des apprenants cadres de santé afin de les aider à développer leur posture managériale.

Plusieurs objectifs sont visés :

- Identifier, en groupe, des éléments provenant des situations vécues par des cadres diplômés et analyser l'implicite de ces dernières.
- Favoriser la cohésion entre les apprenants (qui pourraient par la suite se porter mutuellement assistance, en dehors de la formation) et leur faire réaliser qu'ils ne sont pas seuls à être sujets aux doutes, à des questionnements quant à leurs pratiques et à leur posture d'encadrant.

- Permettre aux apprenants de co-construire des savoirs communs basés sur des situations de terrain, transposables à de futures situations inédites.

3. La mise en œuvre du projet

Le cadre institutionnel

Ainsi que le lecteur l'aura compris, la séquence pédagogique d'accompagnement proposée sera destinée principalement à de futurs Cadres de Santé durant la totalité de leur parcours de novice, en amont de leur intégration à la formation Cadre de Santé (période dite de faisant fonction Cadre de Santé ou assimilée, pouvant porter un nom différent suivant les structures). Elle pourra donc être intégrée à la politique des établissements faisant le choix de ces séquences et être intégrée à leurs plans de formation.

De plus et dans le double intérêt de limiter les coûts et de proposer aux étudiants des situations proches de celles qu'ils pourraient vivre par la suite, il semble pertinent de faire appel aux ressources internes de l'établissement, c'est-à-dire de solliciter des Cadres de Santé déjà présents dans les structures dans lesquels se dérouleront les sessions de formation. Bien entendu, les conditions requises à l'intégration de ces Cadres Formateurs seront d'une part d'être doté d'une réelle appétence pour la formation et d'avoir une expérience dans l'analyse des pratiques professionnelles et d'autre part, d'avoir l'envie de transmettre leur expérience personnelle.

Le pilotage opérationnel du projet

Dans l'hypothèse où l'établissement dispose d'un centre de formation, un cadre formateur pourra occuper la fonction de pilote de ces séquences de formation. À défaut, un Cadre de Santé suffisamment expérimenté et motivé par le projet pourrait assumer cette mission. Idéalement et dans la mesure des possibilités techniques et financières des structures, nous proposons que soit constituée une équipe composée de plusieurs cadres, afin de confronter les points de vue et de diversifier les retours d'expérience.

Si l'établissement dispose déjà d'un dispositif d'accompagnement institutionnel à destination des cadres novices, la séquence pourrait être intégrée à ce dernier. Elle pourrait s'inscrire dans la politique des établissements (versant « accompagnement des professionnels ») qui choisiraient de la mettre en place.

Le ou les cadre(s) pilote(s) pourraient sélectionner leurs homologues « d'unités » volontaires pour faire part de leur expérience et choisir avec eux des situations pertinentes à travailler, au regard du profil des apprenants cadres.

Le déroulement des séances

Nous envisageons des séances d'une durée de 2h, une fois tous les deux mois et sur toute la durée de la période de faisant fonction ou équivalente, soit une durée de séance relativement courte afin de perturber le moins possible les apprenants cadres de santé ainsi que les cadres intervenant dans leurs activités de terrain.

Sur la base d'entretiens d'explicitation tels que les décrit Vermersch (1994), les cadres intervenants pourront décrire plusieurs situations basées sur leur vécu professionnel, puis les discuter en groupe. Il s'agira de décrypter l'implicite des situations plutôt que de parler des faits eux-mêmes, dans le but d'en retirer des enseignements transposables pour chacun des participants.

Ainsi, tel que l'écrit Vermersch (1996, p. 117) « L'action est une connaissance autonome (Piaget, 1974). Elle est pour une bonne part opaque à celui-là même qui la met en œuvre de façon adaptée. En effet, il n'est pas nécessaire de savoir ce que je sais faire pour savoir le faire. Autrement dit, une bonne partie de l'action relève du niveau de la conscience préréfléchie (ou irréfléchie, dit Sartre, 1936). Par nature, l'action est donc largement non conscientisée et sa description va immanquablement rencontrer l'obstacle de l'implicite. Implicite qui ne vient donc pas tant d'un déficit de la formulation (qui peut aussi être présent) que du fait qu'avant de thématiser le pré réfléchi il faut d'abord en opérer le réfléchissement et donc l'amener à la conscience réfléchie ».

Retournons au cheminement pédagogique. Il est proposé un déroulé des étapes en plusieurs temps, en nous inspirant en partie des travaux de Balas-Chanel (2013, p. 34-47) :

- L'étape de contractualisation : au cours de ce premier temps d'échange (début de la toute première séance du dispositif), chaque membre du groupe exprimera ses attendus vis-à-vis du dispositif. Le cadre intervenant exposera clairement la finalité du dispositif (l'objet de travail de cette analyse de pratique) et garantira la confidentialité des échanges.
- L'étape de recueil de données : durant laquelle le cadre intervenant fera part de sa situation singulière. Il tentera de la décrire la plus précisément possible, afin d'apporter le maximum d'éléments contextuels analysables par la suite par les membres du groupe (et

ainsi d'accéder à la part d'implicite de l'expérience subjective du cadre).

- L'étape d'analyse : c'est au cours de cette dernière que s'effectueront la prise de hauteur et la distanciation vis-à-vis de la situation exposée, par le biais de grilles de lecture qui seront établies collectivement. Cette phase d'analyse vise à donner du sens à la situation, à la comprendre et en interpréter les éléments. Notre séquence s'intéressant notamment à la posture managériale, les questions qui pourront alors émerger seront alors du type « comment ai-je agi ainsi ce jour-là ? Dans quel but selon vous ? D'autres options s'offraient-elles à moi ? ».

- L'étape de modélisation : comme son nom l'indique, elle visera la modélisation et la conceptualisation de la situation décrite. Rassemblant les éléments de compréhension qui auront été mis au jour, le cadre intervenant pourra, sur un tableau par exemple, écrire les nouvelles connaissances qui auront été co-construites.

- L'étape de projection : cette dernière aura pour but de rendre applicables « sur le terrain » les enseignements qui seront ressortis de la séance du jour. Elle aura un caractère « concret et contextualisé » (Balas-Chanel, Ibid, p. 35).

La séquence proposée vise donc, par le biais de ces séquences, la recherche-action professionnelle en favorisant l'engagement réflexif des cadres novices, en les incitant à se questionner sur l'action du cadre intervenant, à en retirer des savoirs et à les projeter dans leurs contextes de travail singuliers.

4. L'évaluation du projet

Cette étape, indispensable dans toute action de formation, visera à établir les résultats atteints par le dispositif proposé.

Cette évaluation aura, dans un premier temps, pour objectif de permettre la confrontation des objectifs envisagés au début de la démarche d'élaboration de la séquence pédagogique et les résultats « réellement » obtenus en fin de formation (c'est-à-dire étudier et mettre en évidence les progrès réalisés par les étudiants). Dans un second temps, l'analyse des écarts devra permettre à (ou aux) pilote(s) de la séquence d'envisager des améliorations pour les interventions suivantes.

Cette évaluation de la formation pourra ainsi devenir une nouvelle source d'informations, venant compléter l'étape initiale de l'analyse. On peut donc parler de démarche itérative puisque l'évaluation enrichit l'analyse des besoins, qui fut, rappelons-le, la première phase de l'élaboration de nos séquences pédagogiques.

Pratiquement, l'évaluation de la séquence pourrait enfin s'organiser en trois temps :

- Tout d'abord, le cadre intervenant demande, à la fin de chaque séance, à chaque membre du groupe de lui exprimer ce que cette dernière lui aura apporté et ce qu'il aura retenu des échanges. S'il le souhaite, il peut également formuler des critiques quant à la tenue de séance (des éléments qui ne correspondent pas à ses attentes), dans la perspective d'améliorer les suivantes.
- Ensuite, en début de séance suivante, un temps d'échange est prévu, visant à dialoguer collectivement sur la mise en application de certains enseignements retirés de la session précédente. Soit les pistes de réflexion auront aidé le cadre novice à appréhender certaines situations, soit au contraire le groupe pourra décrire des situations dans lesquelles les choix de positionnement se sont révélés inefficaces, voire contre-productifs, et en trouver les raisons. Dans ce cas, il pourra être envisagé de nouveaux échanges en groupe, dans l'objectif de trouver de nouvelles approches pour traiter les situations managériales précédemment abordées.
- Enfin, il pourrait être établi une évaluation à long terme du dispositif. Pour cela, pourquoi ne pas imaginer un retour d'expérience à deux ou trois ans après diplomation des cadres ayant profité du dispositif ? Ces derniers pourraient ainsi expliquer ce que le dispositif leur aura apporté et apporter des suggestions pour les années suivantes.

CONCLUSION

Le lien pouvant exister en doute et réflexivité est apparu finalement assez clair, en achevant d'écrire notre mémoire de recherche en 2019. Il a servi de terreau de cet écrit. La réflexivité et le doute dans la pratique managériale ont ainsi cela en commun qu'ils permettent tous deux un refus catégorique de la facilité, lorsque se présentent des choix managériaux. Quand la réflexivité se dévoile comme principal composant de la métacognition, la « réflexion sur sa propre réflexion », le doute, nous l'avons vu, permet quant à lui de ne pas se jeter à corps perdu dans l'action en prenant des décisions hâtives ou en faisant le choix de la facilité. En cela, il nous semble qu'il peut être bénéfique. La nuance à apporter à cette vision positive du doute tient à sa connotation négative d'indécision, qui ne peut être ignorée : le doute est souvent mal perçu dans le monde du travail et a fortiori dans « l'univers » managérial. Un personnel encadrant qui doute devant ses équipes n'inspire pas forcément confiance. Aussi doit-il faire l'objet d'un traitement particulier et il semble préférable qu'il reste intériorisé, de sorte qu'il ne nuise pas à la posture managériale du personnel encadrant.

Les sessions d'accompagnement (ou un schéma similaire) proposées plus haut peuvent venir aider les futurs personnels encadrants à utiliser et percevoir l'utilité de la réflexivité et du doute dans leur pratique quotidienne. Car notre société n'a-t-elle pas davantage besoin de personnels qui pensent et se remettent en question, partageant si nécessaire leurs doutes à leurs pairs de confiance, que de professionnels qui appliquent et qui, en toute occasion, « savent » et tentent d'imposer leur point de vue, souvent arrêté, à leur entourage ? Il s'agit là, au regard du travail et de la réflexion menés, de notre conviction profonde… Et aussi d'un défi de tous les jours pour chacun. En doutez-vous ?

CHAPITRE 3

DEVENIR CADRE DE SANTÉ OUVERTURE HEURISTIQUE

Annie Miserole

Devenir cadre de santé. Un beau défi pour celui (celle) qui, exerçant une profession paramédicale, souhaite une évolution de carrière. Entendons par évolution, non pas une quelconque transformation vers un niveau supérieur ou encore une promotion professionnelle. Non ! ce mot est plutôt à assimiler à un changement, une orientation vers un nouveau métier : celui de cadre de santé. Et c'est bien de cela qu'il s'agit : un nouveau métier. C'est aussi ce qui a fait l'objet de notre travail de recherche dont il est question ici.

Celui (celle) qui exerce une profession paramédicale appartient au monde du soin, à la sphère soignante. De formation initiale infirmier, manipulateur en radiologie, diététicien, préparateur en pharmacie, etc., sa mission principale est de prendre en soin les patients admis à l'hôpital. Demain, il souhaite s'engager vers un autre monde : celui des managers (Glouberman et Mintzberg, 1996). C'est un monde qu'il côtoie au quotidien, qu'il se représente. Et pourtant qu'il méconnaît. N'entendons-nous pas régulièrement : « le cadre, ben il est dans son bureau, on ne sait pas vraiment ce qu'il fait, mis à part nos plannings ! ». En somme, il ne suffit pas de faire un pas d'un monde à l'autre pour devenir cadre de santé. Il s'agit d'un processus beaucoup plus complexe qui commence souvent par une étape : la mise en fonction cadre de santé.

Devenir cadre de santé. Celui (celle) qui, exerçant une profession paramédicale, souhaite une évolution de carrière, est dans la majorité des cas, préalablement nommé faisant fonction de cadre de santé. Il s'agit d'un statut non réglementaire, c'est-à-dire inexistant auprès du législateur et pourtant largement utilisé dans les hôpitaux publics (De Singly, 2009). Ce statut confère à l'individu la possibilité d'exercer les missions du cadre de santé, sans en avoir, ni le diplôme, ni la rémunération, ni la reconnaissance du statut. Et pourtant il exerce bel et bien le métier de cadre de santé. Notons que la nomination ne doit rien au hasard. Elle résulte d'un accord entre le futur cadre de santé et sa hiérarchie. À ce titre, il convient d'admettre que ce dispositif présente des avantages.

D'une part, ce statut offre la possibilité de découvrir le métier de cadre de santé. Le faisant fonction de cadre de santé expérimente en grandeur réelle ses capacités à manager, à encadrer et diriger des équipes. Il s'agit de lui permettre de sortir des représentations du métier pour en percevoir les réalités du terrain.

Il s'agit aussi de confirmer ou non son projet professionnel, avant tout financement dans un Institut de Formation de Cadre de Santé (IFCS) même si ce statut ne présente pas un prérequis à l'entrée à l'IFCS. Ce dispositif présente également des avantages pour l'institution. Il permet aussi, il faut bien le reconnaître, de pallier le manque de cadres de santé diplômés (De Singly, 2009). Bref, le statut de faisant fonction est assimilable à un passage, un accès, un chemin entre le monde des soignants et le monde des managers. De plusieurs mois, voire quelques années, il représente un entre deux, une position bancale où le futur cadre de santé trouve sa place.

La contribution suivante s'inspire de réflexions issues d'un travail de recherche réalisée en M2, Science de l'Éducation et de la Formation. Elle prend ses origines à partir de notre questionnement sur notre propre expérience professionnelle mêlée à nos représentations personnelles. En effet, nous avons été nous-mêmes faisant fonction de cadre de santé. Pendant trois ans, nous avons exercé le métier de cadre de santé avant d'intégrer l'IFCS. Trois années difficiles, remplies de doutes et d'incertitudes, mais ô combien bénéfiques et encourageantes. C'est pourquoi nous avons fait le choix de comprendre le phénomène par lequel nous étions passés. Une véritable opportunité pour comprendre comment le faisant fonction de cadre de santé construit sa nouvelle identité professionnelle et appréhender ses processus de professionnalisation. Mais pas n'importe comment. Nous avons travaillé avec méthode. Une méthode réfléchie, choisie qu'il convient d'étayer dans les propos qui vont suivre.

I. MÉTHODOLOGIE DE LA RECHERCHE

Par où commencer ? Quelle méthode utiliser ? Telles ont été nos premières interrogations au démarrage de la recherche. Apprenti-chercheurs, nous avions besoin de points de repère, d'un fil d'Ariane auquel nous accrocher. Ce fil, nous l'avons trouvé à travers deux auteurs qui nous ont guidés tout au long de la recherche : Quivy et Van Campenhoudt (2011). Ils nous proposent une méthode de recherche dite hypothético-déductive. Notre intention n'était pas de l'appliquer à la lettre, mais au contraire de nous en inspirer pour construire notre recherche et répondre autant que possible aux critères de scientificité.

1. Des critères de scientificité

Qu'entend-on par méthode de recherche ? Quivy et Van Campenhoudt (2011, p. 7) expliquent qu'« il importe avant tout que le chercheur soit capable de concevoir et de mettre en œuvre un dispositif d'élucidation du réel, c'est-à-dire, dans son sens le plus large, une méthode de travail » . Il ne s'agit pas d'appliquer des techniques toutes faites, mais au contraire de s'inscrire dans une « démarche globale de l'esprit qui demande à être réinventée pour chaque travail » (Quivy et Van Campenhoudt, 2011, p. 7). Autrement dit, il importe de questionner et de se questionner tout au long du travail, notamment dans la méthode de travail utilisée. Approfondissons avec Bachelard et Popper.

G. Bachelard (1938/2004, p. 13) affirme que « c'est en termes d'obstacles qu'il convient de poser le problème de la connaissance scientifique ». Il ne s'agit pas d'obstacles au sens premier du terme mais d'obstacles épistémologiques. Ils nuisent, empêchent la construction des connaissances, à commencer par le pouvoir et/ou l'illusion de saisir le réel du quotidien. « La connaissance du réel est une lumière qui projette toujours quelque part des ombres. Elle n'est jamais immédiate et pleine » nous rappelle l'auteur (G., Bachelard, 1938/2004, p. 13). Face au réel, nous croyons tout savoir mais il existe toujours des zones d'ombre. C'est pourquoi un des premiers obstacles épistémologiques à surmonter est l'opinion. « L'opinion pense mal ; elle ne pense pas ; elle traduit des besoins en connaissances. [...] On ne peut rien fonder sur l'opinion : il faut d'abord la détruire » (Bachelard, 1938/2004, p. 14/p. 16). Selon l'auteur, un esprit scientifique s'interdit d'avoir une opinion toute faite sur des questions. Il se doit de chasser ses opinions bien souvent inconscientes, car elles apparaissent comme des « pseudo évidences » claires et familières. Au contraire, tout esprit scientifique doit savoir formuler clairement les problèmes. Il ajoute que « toute connaissance est une réponse à une question. S'il n'y a pas eu de question. Il ne peut y avoir connaissance scientifique » (Bachelard, 1938/2004, p. 16). Néanmoins, c'est plus facile à dire (ou à écrire) qu'à faire !

Continuons, selon Popper (1985), toute recherche scientifique doit répondre à un autre critère : celui de la réfutabilité. « Une théorie qui n'est réfutable par aucun évènement qui se puisse concevoir est dépourvue de caractère scientifique » (Popper, 1985, p. 64). Il faut que la théorie offre la possibilité « d'expériences cruciales » (Popper, 1985, p. 65) qui permettent de la réfuter pour qu'elle soit qualifiée de scientifique. Tant qu'une théorie réfutable n'est pas réfutée, elle est dite « corroborée » (Popper, 1985, p. 65). Pour Popper, la corroboration remplace la vérification. Le but est de s'approcher de connaissances aussi vraies que possible. Ajoutons qu'une théorie scientifique corroborée n'est jamais définitive, puisqu'une réfutation peut toujours arriver. C'est pourquoi notre recherche s'inscrit dans une démarche plutôt compréhensive. Notre objectif n'est pas de formuler des vérités, mais de comprendre les processus de professionnalisation du cadre de santé. Pour ce faire, il nous importe d'adopter notre posture de chercheur.

La posture du chercheur

La posture du chercheur et la question de sa neutralité ont souvent suscité des débats. La posture peut se définir comme la position du chercheur par rapport à son objet de recherche. Notons que l'objet de recherche est l'élément central d'une recherche scientifique, il représente le fil conducteur autour duquel est axé le travail de recherche. En d'autres termes, il s'agit d'apercevoir le courant épistémologique dans lequel s'inscrit la recherche.

L'épistémologie est un concept apparu au début du XXème siècle. Elle est une branche de la philosophie des sciences, spécialisée dans l'étude des théories et des fondements de la connaissance. Selon Piaget (1967, cité par Lecourt, 2015, p. 103), l'épistémologie est « l'étude de la constitution des connaissances valables ». Elle s'intéresse principalement aux questions suivantes : comment la connaissance est-elle constituée ? Quelle en est sa valeur ?

La posture épistémologique influence les orientations du chercheur, à la fois dans la formulation de l'objet de recherche, mais aussi dans le choix de la méthodologie de recherche. Cette posture confère de la légitimité au travail mené et aux choix méthodologiques effectués tout au long du travail. Cela étant, nous constatons que dans la littérature les concepts d'« épistémologie » et de « méthodologie » représentent une source de confusion. En effet, nous ne pouvons pas réduire l'épistémologie à un simple positionnement méthodologique. La méthodologie ne représente qu'un aspect de l'épistémologie qui s'intéresse à la pertinence et à la validité du processus d'élaboration des connaissances mises en œuvre à l'égard de l'objectif de recherche (Piaget, 1967).

Nous retrouvons dans la littérature au moins trois types de postures épistémologiques retenus ici :

Le positivisme

Le positivisme est un courant de pensée né au XIXème siècle autour des théories du philosophe Auguste Comte, qui ne donne de crédit qu'aux différents domaines qu'il nomme sciences. Nous sommes à cette époque en pleine révolution industrielle. Et, les sciences auraient alors la vertu d'un pouvoir infini de maitrise des choses. Pour le positivisme, le progrès de l'humain est tel que toute chose peut être expliquée par les découvertes des six sciences fondamentales (chimie, physique, biologie, mathématique, astronomie, sociologie). Le chercheur adopte une posture dite parfaitement objective, considérant que la connaissance est « une connaissance sans connaisseur » (Popper, 1991, cité par Brasseur, 2012, p. 105). Le chercheur positiviste a pour intention d'expliquer la réalité, comme s'il pouvait la saisir en totalité. Notons que la réalité (scientifique) renvoie au caractère de ce qui est réel, de ce qui existe effectivement. Elle s'oppose à ce qui est imaginé, rêvé, inventé, fictif, évolutif, bref, en construction, c'est-à-dire du vivant.

Le constructivisme

Le constructivisme est un courant épistémologique né au début du XXème siècle. L'un des précurseurs n'est autre que Jean Piaget. L'idée majeure du constructivisme est que les faits étudiés sont construits par les interprétations du chercheur et des acteurs. D'autres chercheurs et d'autres acteurs auraient pu les construire différemment. L'objectivité du chercheur est en outre, plus que dans toute autre approche, remise en cause dans la mesure où, immergé dans une organisation et à la recherche d'une compréhension de certains phénomènes, il se trouve au milieu d'acteurs qui vont l'influencer et réciproquement. Dès lors, le chercheur va construire une réalité considérée comme complexe, interprétée et en interaction avec les acteurs. Il essaie de comprendre. Le chercheur constructiviste a pour intention de construire la réalité qu'il perçoit. Pour faire bref, c'est ce que Le Moigne nomme la réalité perçue (1990 ; 1995), à la suite des travaux de Watzlawick (1981) et de l'École de Palo Alto.

L'interprétativisme

L'interprétativisme est considéré comme une variante du constructivisme. Il s'agit d'accéder à l'interprétation de la réalité perçue par les sujets tout en la reliant à des grilles de compréhension d'un chercheur qui est alors considéré comme « connaissant » et qui se place en toute lucidité dans une quête vaine de non-influence totale (Brasseur, 2012, p. 105). L'interprétativisme stipule que la connaissance relève de l'expérience et du vécu de l'individu. La connaissance produite est inséparable du chercheur vis-à-vis des phénomènes perçus dans la mesure où il en fait des interprétations. Le chercheur adopte une posture intersubjective. Le chercheur interprétativiste a pour intention d'interpréter la réalité perçue.

Notre recherche s'inscrit dans une approche constructiviste du phénomène. Notre neutralité est illusoire par notre propre expérience sur l'objet de recherche. Force est de constater notre implication personnelle avant même de démarrer notre travail de recherche. Ce n'est pas une mauvaise chose, nous avons des connaissances sur le sujet qui peuvent nous aider. Néanmoins « Notre esprit n'est pas vierge ; il est chargé d'un amoncellement d'images, de croyances, d'aspirations, de schémas d'explication plus ou moins inconscients, de souvenirs d'expériences agréables ou douloureuses, à la fois culturelles et personnelles, qui préformatent notre approche de ce sujet. Ce préformatage est déjà présent dans le fait que c'est ce sujet-là et pas un autre qui a été choisi ; il est susceptible de marquer la recherche dans toutes ses étapes. Il faut donc être vigilant » (Quivy et Van Campenhoudt, 2011, p. 18). Cette vigilance s'opère à travers notre « rupture épistémologique » c'est-à-dire notre capacité à surmonter les obstacles épistémologiques afin de revêtir notre posture de chercheur. Quivy et Van Campenhoudt inscrivent cette notion de rupture épistémologique à travers le premier acte de leur méthode. En effet ils comparent la démarche scientifique à une pièce de théâtre composée en trois actes et sept étapes. Ces trois actes sont : la rupture épistémologique, la construction et la constatation (ou expérimentation).

2. La recherche en trois actes

La rupture épistémologique

Selon les auteurs, la rupture épistémologique est le premier acte de la recherche. Il intervient au tout début de celle-ci et permet au chercheur de revêtir progressivement sa posture de chercheur avant d'entrer dans l'acte suivant. Ainsi, une fois la « problématique » posée (provisoirement), nous pourrions considérer que le chercheur est inscrit dans sa posture épistémologique, ce qui lui permettra, nous l'avons vu plus haut, d'amener de la rigueur scientifique à sa recherche.

Cette contribution nous invite à réaliser un retour réflexif quant à notre expérience en tant qu'apprenti chercheur. Elle n'engage que nous bien évidemment, car elle s'inscrit autour de notre propre subjectivité. Néanmoins nous souhaitons la partager dans les lignes qui vont suivre.

Nous considérons que la posture de chercheur n'est pas innée. Elle s'acquiert au fil du temps, des expériences vécues au cours de la recherche. Elle s'apprivoise, se développe, mûrit et fait appel à une certaine forme de lucidité permanente. Entendons par lucidité une clairvoyance qui demande à chaque instant, à chaque moment de la recherche (et même après) un questionnement permanent sur la méthode utilisée, les analyses ou les interprétations réalisées. Le recours aux représentations, aux présupposés, aux opinions toutes faites peut ressurgir à tout moment puisqu'il permet une forme de repos intellectuel. La lucidité dont nous parlons repose sur une qualité essentielle du chercheur : sa capacité à comprendre ses propres modes de raisonnement. Dans ce sens, il existe selon nous des obstacles épistémologiques, et ce, tout au long de la recherche. C'est pourquoi nous nommerions le premier acte : adaptation en référence à un phénomène d'adaptation du chercheur à son objet de recherche. Nous préférions parler davantage de posture épistémologique, et ce, du début jusqu'à la fin de la recherche. Nous le schématisons ci-dessous :

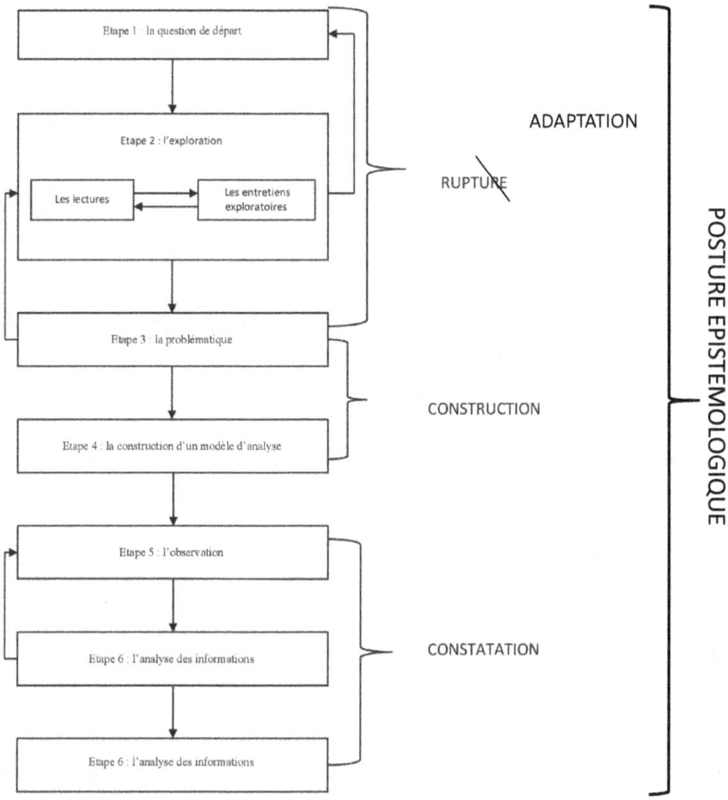

Figure 1. Adaptation de la méthode de Quivy et Van Campenhoudt à notre recherche (Miserole, 2023)

La construction

La prise de recul ou décentration est indispensable, mais ne se suffit pas à elle-même pour construire une recherche scientifique. Il importe également d'entrer dans le deuxième acte : « la construction ». Quivy et Van Campenhoudt (2011, p. 20) expliquent : « Il s'agit de « reconstruire » les phénomènes sous un autre angle qui est défini par des concepts théoriques relevant des sciences sociales ». La conceptualisation consiste à élaborer des concepts. Il s'agit d'une construction-sélection qui permet au chercheur de raisonner à partir de paradigmes développés par les grands auteurs et dont l'efficacité a déjà pu être testée empiriquement. Notre recherche s'articule autour de plusieurs clés de lectures scientifiques à travers lesquelles nous avons réalisé un focus sur des concepts tels que la posture, la réflexivité, l'apprentissage et la professionnalisation.

La constatation

Ce troisième acte est décrit (Ibid. p. 20) comme une phase de « constatation ou d'expérimentation ». Il s'agit d'une mise à l'épreuve des faits par des approches empiriques. Notre recherche s'est structurée autour de deux phases empiriques à travers lesquelles nous avons exploré le terrain professionnel.

La première correspond à une enquête dite exploratoire. Les entretiens exploratoires ont pour fonction de compléter les pistes de travail suggérées par les lectures préalables et d'aller chercher des données auxquelles le chercheur n'aurait pas pensé spontanément. Pour cela nous avons mené trois entretiens non directifs. L'entretien non directif est particulièrement indiqué en début de recherche. Selon Blanchet et Gotman (2014, p. 15), il s'agit d'une phase de rupture avec ses présupposés et une ouverture d'esprit pour la poursuite de la recherche. Nous avons interrogé trois professionnels :

- Un faisant fonction cadre de santé avec une expérience dans la fonction de moins de six mois ;
- Un faisant fonction cadre de santé, en formation à l'IFCS ;
- Un cadre de santé diplômé.

L'analyse des entretiens exploratoires nous a permis de formuler une question de recherche qui est la suivante : En quoi adopter une posture réflexive permettrait-il au cadre de santé apprenant de se professionnaliser ? À la suite de laquelle nous avons émis trois hypothèses de travail :

- Hypothèse 1 : La posture réflexive du cadre de santé s'inscrit dans une démarche métacognitive.
- Hypothèse 2 : L'environnement capacitant permet la mise en place de situations apprenantes.
- Hypothèse 3 : Les voies de la professionnalisation empruntées par le cadre de santé favorisent la construction de son identité professionnelle.

Nous avons ensuite testé ces hypothèses sur le terrain par une seconde phase empirique à travers laquelle nous avons mené six entretiens semi-directifs. L'entretien semi-directif a ici toute sa place. Il se caractérise par le fait qu'il laisse un espace assez large à l'interviewé pour exprimer son point de vue tout en le recentrant à travers des questions « guide ». L'objectif est que le chercheur ne perde pas de vue sa question de recherche. Ce type d'entretien s'inscrit parfaitement dans la posture socioconstructiviste qui nous a stimulée tout au long de la recherche. Nous avons donc interrogé six professionnels :

- Deux faisant fonction cadre de santé ;
- Quatre cadres de santé diplômés.

L'analyse des entretiens nous a permis de reformuler les deux premières hypothèses de recherche. Non pas que nos deux hypothèses étaient erronées. Notre vérification empirique a plutôt mis en évidence d'autres faits que ceux que nous avions identifiés au préalable, à savoir que :

- Hypothèse 1 : La posture réflexive s'inscrit dans une démarche d'interaction dialogique autour d'une culture réflexive commune.
- Hypothèse 2 : l'environnement complexe permet la mise en place de situations apprenantes.

Au-delà de tout cet aspect méthodologique relativement abstrait que nous venons d'expliciter, n'oublions pas de nous recentrer sur ce qui nous a animé tout au long de la recherche. À savoir : qu'en avons-nous retiré ? En effet, la finalité première d'une recherche scientifique est de nous permettre de mieux connaître, de mieux expliciter, de mieux comprendre le monde dans lequel nous vivons. De facto, il s'agissait pour nous d'appréhender le processus de professionnalisation du faisant fonction cadre de santé.

II. Les apports de la recherche

1. Positionnement ou posture ?

Devenir cadre de santé. Le faisant fonction cadre de santé tente de trouver sa place dans le monde managérial. Hier soignant dans un métier maîtrisé. Demain cadre de santé dans un métier méconnu. Et pourtant du jour au lendemain, un bureau, un téléphone, un ordinateur et le faisant fonction cadre de santé remplit les missions du cadre de santé. Trouver sa place dans ce nouvel univers, est-ce vraiment par-là que l'on devient cadre de santé ? Certes, le faisant fonction cadre de santé va devoir s'adapter, trouver et/ou construire ses repères, organiser son emploi du temps, déterminer son rythme de travail. Mais pas seulement. Cela ne se limite pas à une simple gestion spatiotemporelle. Non, ceci est bien plus complexe que cela. Trouver sa place, c'est aussi prendre position dans un espace de travail où gravitent de nombreux acteurs. C'est être le plus lucide possible sur le fait que nous sommes un acteur dans un système (Crozier et Friedberg, 1977).

Prendre position

« Il va falloir vous positionner ». Tels étaient les premiers mots employés par l'Institution lorsque nous avons été nommées faisant fonction cadre de santé. Prendre position, se positionner, parle-t-on de la même chose ?

Travailler, ce n'est pas seulement exercer son métier. C'est aussi être en interaction avec les autres, appartenir à une microsociété à l'échelle d'une entreprise, d'une institution. Le monde du travail est ainsi défini comme un monde social. Vincent de Gaulejac (2014), auteur que nous avons retenu, aborde la notion de « lutte des places ». Selon lui, la lutte des places est une lutte d'individus isolés contre la société pour retrouver une « place », c'est-à-dire un statut, une identité, une reconnaissance, une existence sociale. Bien que son ouvrage traite de l'exclusion sociale sous un regard sociologique, il nous invite à penser que les stratégies mises en place par l'individu ont un objectif global : améliorer l'identité de l'individu lui-même. « Il va falloir vous positionner ». Tels étaient les premiers mots employés par l'institution lorsque nous avons été nommés faisant fonction cadre de santé. Telle une injonction, une mise en garde pour nous amener à prendre position dans ce monde nouveau, mais aussi, et peut-être surtout, pour nous aider à construire notre nouvelle identité professionnelle. Cela dit, comment prendre position ? Quelle position ? Notre recherche nous a permis de comprendre qu'il s'agit là d'adopter, de construire une posture professionnelle.

Adopter une posture professionnelle

Selon nous, la posture est la manière d'occuper une position dans le « champ » social (Bourdieu, 1979). Elle dépend de la configuration du champ dans lequel évolue le faisant fonction cadre de santé, mais aussi des différentes stratégies qu'il utilise. En ce sens, il n'existe pas une posture. Ce terme ne peut être utilisé au singulier. Il existe plusieurs postures professionnelles qui dépendent de plusieurs facteurs (individuels, professionnels, collectifs, culturels, contextuels…). Ces postures se traduisent notamment par les mots, le ton employé, l'attitude, ce que nomme Meizoz (2003, p. 243) : l'Ethos.

L'Ethos est un terme rhétorique grec utilisé par Aristote. Philosophe et grand orateur de l'Antiquité, il définit l'Ethos comme « l'image de soi que le locuteur construit dans son discours pour exercer son influence sur son allocutaire » (Meizoz, 2003, p. 243). L'Ethos ne passe pas seulement par ce qui est dit, mais aussi par ce qui est montré par l'orateur : son attitude, le ton qu'il emploie, etc., avec pour seul objectif, celui de convaincre son auditoire. Viala (1993, p. 216) précise alors qu'« une posture, socialement parlant, constitue un message ». Ainsi la posture désigne la manière dont on occupe une position favorable pour agir et exercer son influence sur l'autre. Il y en a une qui a particulièrement attiré notre attention : la posture réflexive.

2. L'apprentissage, entre expérience et réflexivité

Devenir cadre de santé. C'est ce à quoi s'attache le faisant fonction cadre de santé. « Faire fonction », n'est-ce pas un terme relativement réducteur pour représenter ce qu'est un cadre de santé ? Suffirait-il de faire, de pratiquer pour devenir cadre de santé ?

L'apprentissage sur le tas est certes un des moyens d'appréhender ce nouveau métier. Il permet de tester, de se tromper, de réajuster et d'apprendre de ses expériences. Mis en lumière par les travaux de Piaget (1977), l'apprentissage sur le tas est équivalent à ce que l'auteur nomme l'apprentissage par essais-erreurs.

Selon Piaget, le processus d'apprentissage n'a de sens que dans les situations nouvelles. L'apprentissage consiste en une adaptation de nos schèmes de pensée (modes de raisonnement) à de nouvelles données du réel. L'adaptation peut se faire de deux façons : par assimilation ou par accommodation. L'assimilation consiste à interpréter les nouveaux événements à la lumière des schèmes de pensée déjà existants. L'accommodation est le processus inverse. Il s'agit de changer sa structure cognitive pour intégrer un nouvel objet ou un nouveau phénomène. De facto, apprendre peut être synonyme de reconstruction. Il s'agit de reconstruire la réalité et non pas de mimer, recopier, répéter ce que d'autres font ou ont fait. Au contraire, il s'agit d'interpréter, de restructurer, de réinventer pour construire sa propre réalité. Tel est le fondement du paradigme cognitiviste et constructiviste de l'apprentissage.

Apparu dans les années 1950, le cognitivisme s'apparente à un courant de pensée s'opposant au behaviorisme. Il émet l'hypothèse selon laquelle la pensée est comparable à un processus de traitement de l'information. Vulgairement, l'esprit est comparé à un ordinateur, une perçue connaissances. Le constructivisme, quant à lui, est un courant de pensée apparu au milieu du XXème siècle dont l'un des précurseurs n'est autre que Kant. Selon le philosophe, la connaissance est une construction mentale effectuée par l'individu. Construction résultant de l'interaction entre l'individu et la réalité perçue, et non le reflet exact de cette réalité. Autrement dit, chaque individu a une vision singulière de la réalité et du monde qui l'entoure.

Ainsi, chacun construit ses propres « règles » et « schèmes de pensée », déterminant sa vision du monde. Apprendre est donc un processus d'ajustement de ses modes de raisonnement au fil de ses nouvelles expériences. Au départ, ils n'entretiennent que peu de rapport avec la réalité, mais ils deviennent progressivement de plus en plus fins, complexes, différenciés et réalistes. C'est pourquoi nous pourrions dire que le faisant fonction cadre de santé, tel qu'il est nommé dans nos institutions, est un cadre de santé apprenant.

Devenir cadre de santé. Pratiquer est certes un verbe d'action, mais il est aussi à associer à la notion de réflexion. Schön (1989) ne parlait-il pas de « praticien réflexif » ? L'action et la réflexion s'imbriquant l'une dans l'autre, de manière plus ou moins consciente, pour former les savoirs expérientiels (issus de l'expérience) du cadre de santé apprenant. Toutefois, réflexion et réflexif, bien qu'appartenant au même corps grammatical, ne sont pas synonymes. La réflexion peut se définir par l'action de réfléchir. L'adjectif réflexif est plutôt à assimiler à la notion de réflexivité. La réflexivité est cette capacité à se distancier, à prendre du « recul », de « la hauteur », comme nous pouvons aisément l'entendre dans le langage ordinaire. Il s'agit d'une faculté pour tout être humain à transformer son expérience vécue en savoirs, d'en tirer quelque chose afin de le réinvestir dans d'autres actions. C'est pourquoi, selon nous, le concept de réflexivité ne peut être dissocié du concept d'expérience.

L'expérience prend naissance dans l'étymologie latine, experientia, et signifie : essai, épreuve, tentative. De nombreux travaux existent autour du concept de l'expérience et nous invitent à distinguer quelques paradigmes utilisés. Entre pensée réflexive, pratique réflexive, expérience réflexive, etc., force est de constater que l'on peut se perdre dans les différents paradigmes proposés.

Paradigme de la pensée réflexive

Dewey (1910/1973) a publié de nombreux travaux sur la théorie de l'expérience qui est devenue au fil des années le fil rouge de son œuvre. Précurseur et figure emblématique du pragmatisme américain, c'est l'un des auteurs incontournables à explorer lorsque l'on étudie le concept de l'expérience.

Le sujet est au cœur du concept d'expérience, élaboré par Dewey. Entendons par sujet, tout individu qui oriente son action dans le monde. Le sujet est doté de valeurs, d'intentions, de projets et s'inscrit dans une activité. L'activité, au sens de Dewey, est une action coordonnée et finalisée du sujet dans le monde (environnement) qui l'entoure. « Les choses sont l'expérience qu'on en fait » (Dewey, 1910/1973, cité par Bourgeois, 2013, p. 15). Telle est la phrase d'accroche de son article où Bourgeois montre que toute expérience est « une réalité en soi ». La réalité n'est pas à prendre au niveau de la véracité des faits, mais plutôt par la mise en action du sujet. Bourgeois (2013, p. 15) précise « selon Dewey, la « qualité » d'une expérience ne tient pas à son degré de « réalité », c'est-à-dire de « fidélité » à un supposé réel objectif hors du sujet, mais à sa valeur d'usage pour ce sujet engagé dans une situation donnée ». La valeur d'usage constitue pour le sujet son leitmotiv, sans forcément répondre à un objectif construit par l'autre.

Selon Dewey (1910), toute expérience comprend deux composantes inséparables l'une de l'autre : une composante active, l'experimenting c'est-à-dire l'action (ce que fait le sujet) et une composante passive, l'experiencing c'est-à-dire les conséquences éprouvées (cognitives, affectives, corporelles) de l'action par le sujet. L'ensemble constitué par l'action et ses conséquences éprouvées constitue à lui seul une expérience. En ce sens, il ne suffit pas de « faire » une expérience pour « avoir de l'expérience ». Il faut l'avoir vécu, avoir éprouvé les conséquences de son action. Ce lien entre action et conséquences éprouvées s'effectue par la pensée. « Dewey souligne avec insistance que l'élaboration mentale d'une relation entre l'acte et ses conséquences - ce qu'il appelle la pensée réflexive - est une activité de construction de sens » (Ibid. p. 21). La pensée réflexive permet au sujet de relier l'expermenting et l'experiencing afin de donner un sens à son action.

Paradigme de la pratique réflexive

En 1983, aux États-Unis, Schön publie « The Reflective Practitioner. How Professional Think in Action » qui signifie littéralement : « le praticien réflexif. Comment les professionnels pensent dans l'action ». En 1994, soit onze ans plus tard, le livre est traduit en français sous le titre : « Le praticien réflexif. À la recherche du savoir caché dans l'agir professionnel ». Le changement de titre n'est pas anodin. L'action est maintenant perçue comme la mise en œuvre de savoirs « cachés », implicites. Schön dénonce le paradigme de la science impliquée, de la transmission par les universitaires d'un « savoir fondamental » en négligeant ce qui se passe sur le terrain. Il dit : « Ce sont des institutions qui adoptent en grande partie une épistémologie particulière, une vision tronquée de la connaissance, nourrie par un manque d'attention sélective à la compétence pratique et à l'art du professionnel » (Schön, 1994, p. 17). Il constate que le professionnel est souvent incapable d'expliquer ce qu'il connaît. Et pourtant, il réfléchit souvent à la manière dont il agit, ce que Schön nomme réflexion « sur » l'action et « dans » l'action. Ainsi, selon l'auteur, tout praticien est réflexif.

Paradigme de l'expérience réflexive

Historiquement, le concept de l'expérience provient du courant américain de l'experiential Learning. Apparu dans les années 1970 par Kolb, ce courant s'inspire notamment des travaux de Dewey. À une différence fondamentale près : le modèle de Kolb est fondé sur la distinction entre « pensée » et « action », ce qui est rejeté par Dewey. Sans vouloir rentrer dans les détails, nous retenons que l'apprentissage s'inscrit ici dans l'expérience réflexive.

Devenir cadre de santé. Le cadre de santé apprenant apprend un nouveau métier à travers lequel il développe une posture réflexive. Elle s'inscrit à la fois dans la pensée réflexive, dans la pratique réflexive et dans l'expérience réflexive. De facto, le cadre de santé développe ses propres schèmes issus de ses expériences et des actions qu'il vit au quotidien. Cela lui permet de construire des savoirs expérientiels et surtout de les transférer dans d'autres actions.

3. Une ressource institutionnelle essentielle : les pairs

Devenir cadre de santé. Le cadre de santé apprenant, quoi qu'on en dise, n'est pas seul. Certes, il passe des heures de travail, enfermé, isolé dans un bureau. Et pourtant d'autres individus l'entourent, notamment ses pairs cadres de santé. De nombreux établissements ont joué la carte du tutorat dans l'accompagnement du cadre de santé apprenant. Il faut dire qu'il s'agit d'un dispositif largement utilisé chez les professionnels paramédicaux, bien ancré dans la culture soignante.

Le tutorat

Le tutorat est basé sur la transmission de compétences professionnelles dans un rapport entre un tuteur considéré comme expert et un apprenant considéré comme novice. C'est un accompagnement en situation de travail, voué à être opérationnel (Paul, 2009). Il s'agit alors de transmettre « les ficelles » du métier de cadre de santé, dans une recherche de performance et d'autonomisation du cadre de santé apprenant. Cette transmission de savoirs entre pairs est peu formalisée comme telle. En effet, le tuteur cadre de santé est souvent le binôme cadre (dans un management partagé) ou le collègue cadre (sur un même pôle). Il est rarement nommé officiellement « tuteur » du cadre de santé apprenant. Il s'agit en réalité plutôt d'accompagnement ponctuel basé sur des échanges informels bien qu'aidant pour le cadre de santé apprenant.

Le cadre de santé apprenant est sous l'autorité hiérarchique du cadre supérieur de santé. Le cadre supérieur de santé, lui-même cadre de santé, n'a-t-il pas un rôle à jouer dans l'apprentissage du cadre de santé apprenant ? Notre recherche a mis en évidence qu'il est bien souvent vu comme un « soutien », voire un « pilier » pour le cadre de santé apprenant. De facto, ne serait-il pas judicieux de créer un trinôme entre le cadre de santé apprenant, le tuteur cadre de santé et le cadre de santé supérieur ? Un trinôme où chaque rôle, chaque mission, chaque objectif seraient définis à travers des échanges réguliers, constructifs, réflexifs entre les trois parties. Un trinôme où chacun serait engagé à travers une contractualisation que nous pourrions nommer : une supervision réflexive triangulaire.

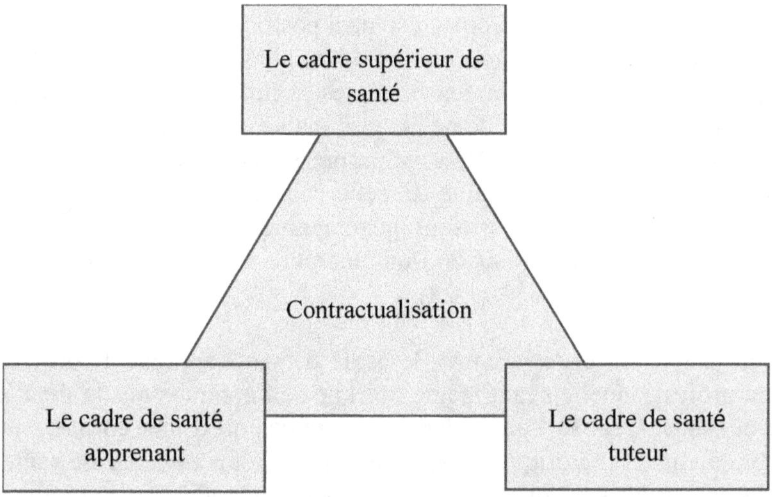

Supervision réflexive triangulaire (Miserole, 2022)

Car ici l'enjeu est clair : favoriser l'apprentissage, mais aussi aider le cadre de santé apprenant à construire ses processus d'identité professionnelle.

4. La construction de l'identité professionnelle

Devenir cadre de santé. Le cadre de santé apprenant devient un cadre de santé. Il s'agit là d'une véritable transformation identitaire. Hier infirmier, préparateur en pharmacie, diététicien, etc., demain cadre de santé. Le cadre de santé apprenant change de profession et d'identité professionnelle. Mais cela ne s'opère pas du jour au lendemain. Cette transformation démarre bien avant que le cadre de santé apprenant ne soit nommé institutionnellement faisant fonction cadre de santé. Kaddouri (1999) parle de dynamique identitaire dans le sens où l'identité n'est jamais figée et est en constante évolution. L'identité est dynamique et résulte « d'un processus mu et mis en mouvement grâce aux tensions et à la conflictualité de ses différentes composantes » (Kaddouri, 1999, p. 106). Chaque individu possède une identité singulière, certes, mais possède également des identités multiples : sociale, professionnelle, familiale… des sortes de « casquettes » qu'il porte et le défini. Ces identités ne sont pas stables, et peuvent aussi entrer en conflit entre elles. L'individu met alors en place, ce que nomme Kaddouri (1999), des stratégies identitaires. Elles sont constituées d'actes, de comportements, de discours qui permettent à l'individu de réduire les tensions et de stabiliser ses identités. Vingt ans après sa première publication, Kaddouri (2019) apporte plus de précision quant au terme de « stratégie identitaire ». Il précise : « les stratégies identitaires sont reliées à une posture négociatrice visant des transactions, des réaménagements et des arrangements identitaires entre acteurs sociaux » (Kaddouri, 2019, p. 26). Le cadre de santé apprenant est ainsi positionné en tant qu'acteur actif et social dans sa propre construction identitaire. Kaddouri (2019, p. 27) souligne : « Ici, la conception des stratégies identitaires prend en compte les déterminations sociales, qu'elle ne nie pas, mais aussi la capacité des sujets à se constituer comme acteurs de leur propre socialisation, sans pour autant tomber dans une vision idyllique de cette capacité ». Pour autant, il ajoute également que ces stratégies sont généralement inconscientes, « dans la réalité, rares sont les situations où l'on rencontre un individu conscient de ce processus » (Kaddouri, 2019, p. 28).

Ainsi sans s'en rendre compte, le cadre de santé apprenant construit son identité professionnelle avant même qu'il ne soit nommé dans la fonction de cadre de santé. Cela se traduit par des stratégies qu'il met en place mêlant comportements et rhétoriques adaptés à la profession de cadre de santé. Au-delà de construire son identité professionnelle, le cadre de santé apprenant entre dans un processus de professionnalisation.

5. Le processus de professionnalisation

Le mot professionnalisation prend son origine dans la sociologie américaine fonctionnaliste. La sociologie fonctionnaliste est un courant de pensée dont Parsons est l'initiateur. Datant des années 1950, elle considère la société comme un ensemble constitué de grandes fonctions que les individus remplissent les uns par rapport aux autres. Ces fonctions tendent à former un ensemble relativement stable et permanent. Ainsi la professionnalisation se définit comme « le processus par lequel une activité devient une profession libérale mue par un idéal de service » (Wittorski, 2008, p. 12). Entendons par là que la professionnalisation se réfère à un groupe d'individus qui partagent la même activité et qui ont la volonté de s'organiser en tant que profession libérale. L'auteur précise : « le mot profession apparaît dans un contexte de marché libre où les acteurs économiques ressentent le besoin de développer une rhétorique concernant leur contribution au marché pour conquérir et accroître leur place » (Wittorski, 2008, p. 12). Dans ce modèle, la profession est vue comme une communauté dont les membres sont liés par un sentiment d'identité, ils partagent les mêmes valeurs et développent un langage commun. En France, la professionnalisation apparaît dans un contexte différent et est liée à la notion de statut, de hiérarchie. « La profession ne repose pas tant sur le modèle de la profession libérale, mais davantage sur celui des corps d'État » (Wittorski, 2008, p. 12). La profession cadre de santé s'inspire encore de ce modèle. Les corps de la fonction publique d'État sont classés dans une catégorie hiérarchique en fonction de leur niveau de recrutement. Chaque corps regroupe des fonctionnaires soumis à un même ensemble de règles, appelé statut particulier, fixé par décret. La profession cadre de santé fait partie de la Fonction publique hospitalière, du corps des cadres de santé fixé par le décret du 26 décembre 2012.

Le modèle fonctionnaliste sera soumis à de nombreuses critiques, notamment par les sociologues interactionnistes. La sociologie interactionniste, fondée par Thomas et Park à Chicago, s'intéresse à la manière de comment la société bouge. C'est la sociologie qui s'intéresse aux processus. C'est une sociologie non pas théorique, mais plutôt empirique. Un des sociologues de ce modèle, Hughes dit que plutôt que de se demander comment telle activité devient une profession, il vaut mieux comprendre dans quelles circonstances les membres d'une activité tentent de la transformer en profession. Ainsi, « Le processus de professionnalisation s'apparente à un processus de transaction sociale » (Wittorski, 2008, p. 18).

Devenir cadre de santé. Le cadre de santé apprenant entre dans un processus de professionnalisation. Il s'agit bien là d'un processus c'est-à-dire d'une suite, voire de boucles d'opérations, d'évènements, d'actions qui s'enchaînent, s'entremêlent vers un seul objectif : devenir un professionnel cadre de santé. Wittorski (2008) a catégorisé cette suite d'actions en ce qu'il nomme « logiques d'actions ». L'auteur en décrit six formant les voies de la professionnalisation. Notre intention n'est pas de les énumérer dans cette contribution, mais d'en proposer une autre lecture issue de notre recherche. Selon nous, le processus de professionnalisation du cadre de santé apprenant se décline en quatre voies.

La première voie est celle de l'expérimentation. C'est l'apprentissage sur le tas. Celle qui se voit au quotidien, celle pour laquelle le cadre de santé apprenant a été nommé « faisant fonction » cadre de santé. Ainsi le cadre de santé apprenant expérimente. Il teste, il se trompe, il réajuste, il réinvestit, il apprend de ses erreurs.

La deuxième voie est celle de l'accompagnement. Le cadre de santé apprenant est accompagné de tiers (et non par des tiers). Investissant le trinôme décrit plus haut, il a des objectifs qui lui sont fixés. Il est aidé, soutenu, valorisé et considéré en tant que cadre de santé apprenant.

Puis vient la troisième voie : l'autoformation. Le cadre de santé apprenant se forme aussi par lui-même. Soit en allant chercher l'information (en ayant par exemple accès à des ressources documentaires), soit à travers des dispositifs de formation. Les formations, quelles qu'elles soient, représentent une richesse incontestable de savoirs que le cadre de santé apprenant saura réinvestir dans son exercice professionnel. Les formations amènent aussi une mise à distance de la pratique professionnelle, nécessaire au développement de la dernière voie : la pratique réflexive.

La pratique réflexive se développe à la fois « dans » et « sur » l'action (Schön, 1994). Et nous devrions même compléter par « avant » l'action. Eh oui, quoi qu'on en dise, le cadre de santé apprenant sort bien souvent d'un métier où il était « dans l'action - réaction » pour aller vers un métier où la pratique réflexive est de mise. Nous nous souvenons de l'entretien de Nicolas, cadre de santé qui précisait alors : « moi je sortais d'un métier, où on est action - réaction c'est-à-dire qu'on prend pas tellement de recul sur les choses, il faut réagir tout de suite si ça ne va pas. Le métier de cadre, c'est pas du tout la même vision des choses, c'est que y'a une situation, surtout ne pas réagir à chaud, on prend du recul, on voit, on analyse, on retourne sur la situation, enfin c'est beaucoup plus long, et ça je ne l'avais pas ». Ainsi cadre de santé est un métier où il faut prendre le temps d'analyser, de considérer, de décomposer, d'étudier, d'examiner, de raisonner et d'anticiper. Bref nous pourrions nous demander si le métier de cadre de santé ne s'inscrirait-il pas dans une culture réflexive ?

6. Vers une culture réflexive ?

Bien que la profession cadre de santé soit ouverte aux autres professions paramédicales autres que celle d'infirmier depuis 1995, force est de constater que les infirmiers dits de « formation initiale » représentent la majorité des cadres de santé à l'hôpital (De Singly, 2009).

Ayant travaillé depuis au moins cinq ans dans le monde soignant, le cadre de santé apprenant s'est imprégné de ce que l'on appelle une « culture soignante ». Sans vouloir absolument la définir, nous pourrions dire que la culture soignante peut être assimilée à un art, l'art de soigner, le « prendre soin ». La culture soignante peut alors s'identifier à des valeurs telles que le respect, l'humanité, la recherche dans l'excellence des soins…

Le cadre de santé apprenant quitte progressivement cette culture soignante pour aller vers la culture réflexive qui caractérise selon nous le métier de cadre de santé. Provenant du latin colere, le mot « culture » signifie cultiver au sens de cultiver un champ, une terre. Associé au domaine de l'agriculture, il désigne l'activité par laquelle l'homme travaille à rendre la terre féconde. Nous associons ici la notion de culture à l'idée de fructification, d'amélioration, d'enrichissement. Notre intention n'est pas de dire que le cadre de santé est un être cultivé, ou plus cultivé qu'il ne l'était dans sa formation initiale. Non, entendons par le mot « culture » l'idée de s'enrichir personnellement, professionnellement, mais surtout en interaction avec les autres. Parce que oui, quand nous parlons de culture réflexive, c'est avant tout favoriser les échanges afin de développer davantage sa posture réflexive. Les propos recueillis lors de notre recherche en témoignent. Rappelons Hélène qui disait : « Ce qui aide aussi, c'est le fait de partager des choses en équipe. Je dirai que ce qui aide vraiment à réfléchir sur sa pratique, c'est vraiment l'échange entre pairs, et donc du coup, ça enclenche des réflexions personnelles ». Laurent ajoutait également « c'est des échanges aussi entre collègues où on travaille des thématiques différentes, et du coup on s'enrichit aussi des uns des autres ».

7. Le besoin d'interaction dialogique

Devenir cadre de santé. Le besoin d'interaction est fortement exprimé par le cadre de santé apprenant. L'interactionnisme est un courant de pensée de la sociologie qui analyse la société comme le résultat de l'interaction entre les individus qui la composent. Ce courant s'est développé aux États-Unis au milieu du XXème siècle à partir des travaux de l'université de Chicago. L'École de Chicago regroupe des chercheurs comme Goffman, Becker et Strauss et s'inscrit dans différents domaines : psychologie, anthropologie, sociologie.

Deffayet Davrout, Fronty et Browne (2017) abordent la notion d'interaction dialogique. D'après elles, la posture réflexive est une entrée en dialogue avec soi-même, mais aussi avec les autres. Il s'agit à la fois d'un dialogue interne, mais aussi externe. Interne par cette capacité à se questionner, se distancier soi-même, mais aussi externe lorsque cette même capacité se développe en groupe. Elle prend à ce moment-là beaucoup plus d'ampleur et de puissance. La posture réflexive développée chez chaque membre du groupe ne s'ajoute pas les unes aux autres. Au contraire, elles se multiplient, s'accroissent, grandissent, s'enrichissent.

Cependant notre recherche a mis en évidence des difficultés à répondre à ce besoin d'interaction dialogique. La réalité est telle que le manque de temps est exprimé. La notion de temporalité est très subjective d'un individu à l'autre. Quand bien même, notre posture de chercheur nous invite à prendre en compte les propos d'Hélène, cadre de santé : « ce qui manque, c'est ce temps là où on pourrait prendre du recul sur des thématiques, c'est pas assez fait en équipe ». Mais alors, d'un point de vue pragmatique, existe-t-il des méthodes, des procédés, des techniques afin de développer la posture réflexive du cadre de santé apprenant et d'assouvir cette soif d'interaction dialogique ?

III. La recherche sous un angle pragmatique

Nos différentes lectures nous ont amenés vers des méthodes relativement répandues aujourd'hui telles que le développement professionnel. Bien que ce terme soit, selon nous, relativement flou et polysémique (car il renvoie à une diversité d'expressions et de significations), il convient d'admettre qu'il se développe de plus en plus dans les entreprises. Nous retenons notamment le co-développement professionnel.

Il s'agit d'une méthode de formation collective canadienne développée par Payette et Champagne en 1997. Elle s'inscrit dans un vaste courant d'approches participatives d'apprentissage expérientiel. Elle permet aux participants de progresser dans leurs pratiques individuelles et collectives en échangeant sur des situations vécues et donc de développer leur posture réflexive. Au niveau de la méthode, il s'agit de former un groupe composé de quatre à huit pairs, supervisé par un animateur. Un des participants du groupe est choisi afin de s'exprimer sur un projet, une situation vécue, une problématique. Les autres membres du groupe explorent le sujet afin de favoriser l'amélioration des pratiques professionnelles.

Notre intention n'est pas de l'utiliser comme tel, mais de nous en inspirer. En effet, notre objectif n'est pas de nous inscrire dans une méthode de résolution de problème, mais bien dans une démarche de développement d'une culture réflexive chez les cadres de santé. À ce titre, il s'agit d'identifier une situation sur laquelle chacun peut apporter son expérience en favorisant l'interaction dialogique entre les cadres de santé. À ce titre, nous choisissons de développer notre propre méthode que nous décidons d'appeler : l'atelier réflexif.

Conclusion partielle à ce jour

Devenir cadre de santé. Le faisant fonction cadre de santé, tel qu'il est nommé dans nos institutions, est un cadre de santé apprenant. Il apprend un nouveau métier en situation de travail. À ce titre, il entre dans un processus de professionnalisation et de transformation identitaire. C'est un processus dynamique qui s'articule autour de voies que le cadre de santé apprenant emprunte. Certaines de ces voies peuvent s'apercevoir ou s'entrevoir sur le terrain. D'autres sont beaucoup plus subtiles. Notre recherche nous a permis de les appréhender et de comprendre que le cadre de santé apprenant développe une posture réflexive. Cette posture s'inscrit à la fois dans la pensée réflexive, dans la pratique réflexive et dans l'expérience réflexive. Elle s'étoffe à travers les pairs dans une interaction dialogique. Le cadre de santé apprenant entre progressivement dans un métier empreint d'une profonde culture réflexive. Par culture, précisons un phénomène d'enrichissement.

L'atelier réflexif, méthode que nous proposons de mettre en place, permet de la développer davantage.

La présente contribution s'est centrée sur une population : les cadres et futurs cadres de santé. L'idée n'est pas de nous y enfermer, mais au contraire d'apporter des pistes de réflexion qui pourraient s'étendre à d'autres professions.

Aujourd'hui cadre de santé, nous exerçons au sein d'un bloc opératoire où collaborent plusieurs corps de métiers dont les Infirmiers de Bloc Opératoire Diplômés d'État (IBODE). Les IBODE sont des infirmiers spécialisés dont la principale mission est de travailler en étroite collaboration avec le chirurgien lors d'une intervention chirurgicale. L'IBODE n'a pas d'exclusivité de fonction. Autrement dit, un infirmier diplômé d'État (IDE) peut également exercer au bloc opératoire. À un détail près, et non des moindres, le cadre réglementaire avec notamment l'arrivée des « actes exclusifs » en 2015. Ce dernier oriente les politiques institutionnelles vers un « 100% IBODE » dans les blocs opératoires. Cependant, la réalité est toute autre. Les IBODE représentent près de 44/100 des infirmiers diplômés exerçant dans les blocs opératoires (DRESS, 2022). De facto, de nombreux IDE sont actuellement dans un processus de professionnalisation pour devenir IBODE. C'est le cas dans notre service. C'est pourquoi, en tant que cadre de santé, nous avons mis en place un processus d'accompagnement basé sur le tutorat et une supervision réflexive triangulaire (entre le cadre de santé, l'IBODE tuteur et l'IDE que nous pourrions appeler l'IBODE apprenant).

Nous prenons alors conscience que notre recherche nous a permis de favoriser notre propre retour réflexif. Un retour sur notre expérience d'apprenti chercheur qui consiste à revenir en arrière, à mettre notre recherche à distance afin d'en retirer une connaissance porteuse de nouvelles significations. In fine, nous concluons cette présente contribution par ces deux mots : réflexivité et transférabilité.

CHAPITRE 4

ETHIQUE ET RECHERCHE EN FORMATION POUR UN ACCOMPAGNEMENT PÉDAGOGIQUE AJUSTÉ EN PANDÉMIE

Frédéric Plateau et Jérôme Zimowski

La réforme des études en soins infirmiers de 2009 a donné une orientation plus scientifique à la formation. Ce programme fut élaboré en réponse à des besoins de santé de la population évoluant, des frontières professionnelles mouvantes, une exigence de coordination autour du patient, et de nouvelles compétences pour les infirmiers. Depuis, le paysage sanitaire et social n'a cessé d'évoluer pour répondre aux besoins en santé. C'est en 2019 qu'une section en sciences infirmières fut créée au Conseil National des Universités (CNU 92). Elle illustre le renforcement d'une intégration au système universitaire qui permet à la profession de se former davantage à la recherche, de constituer un corpus de connaissances spécifiques. Cela permet aussi aux infirmiers d'entreprendre des recherches dans la discipline infirmière et non plus dans d'autres domaines. Plus que jamais, le besoin d'agir et de décider de manière éclairée est nécessaire dans notre contexte de crise sanitaire et sociale. La crise, ou plutôt les crises conjointes que nous vivons, nous obligent à des prises de décisions rapides et notamment dans des situations de plus en plus aporiques pour les professionnels de santé, et a fortiori pour les étudiants en soins infirmiers. Notons par exemple le paradoxe de la relation à la personne soignée qui, en contexte de pandémie, fut marquée par le risque de contaminer le patient. Le principe de sécurité, traduit à l'usage des artefacts de protection sanitaire, fut érigé rapidement en dogme à suivre, mettant au second plan les interactions sociales pourtant nécessaires « à la vie bonne ». (Ricœur, 1990, p. 202) Le quotidien marqué par de nombreuses incertitudes et des changements de caps itératifs s'est traduit en un double mouvement pouvant paraitre contradictoire : la prégnance d'une vulnérabilité et l'espoir lié aux nouvelles découvertes scientifiques. Ainsi, la complexité nous invite à réinventer tant les pratiques de soin que les pratiques de formation.

Comment donner sens au soin ? (Picquet & Plateau, 2019, p. 52)

Comment accompagner les étudiants et leur permettre de construire un parcours professionnalisant dans ce contexte ?

Comment pérenniser l'apprentissage et faire vivre la communauté des apprenants ?

Comment assumer une pédagogie socioconstructiviste orientée vers une visée de la vie bonne ?

Les réponses à ces questions ne sont pas formelles et quelques pistes s'offrent à nous :

En regardant la crise comme une situation critique qui requiert une grande attention et aussi comme une opportunité propice à la créativité.

En considérant la crise à travers le filtre des étudiants et donc comme autant de réalités possibles à partager. Considérer les vécus des étudiants et des professionnels pour à la fois libérer les affects et favoriser une créativité professionnalisante. De cette manière, nous évitons l'indifférence du sujet en construction et favorisons sa reconnaissance. Il y a toujours de grands risques dans un quotidien complexe à prendre le chemin du détachement voire de l'indifférence qui conduirait inexorablement à l'aliénation du sujet et de son travail.

En reliant pragmatisme et rationalisme appliqué. Et donc en développant une ingénierie pédagogique ouverte, ancrée sur le réel et permettant l'apprentissage à travers l'étude de situations professionnelles. En cela, les enseignements relatifs aux démarches de recherche et d'éthique représentent une opportunité à saisir à travers l'étude de situations ; à la fois sous un prisme éthique, particulièrement en tension, et sous un prisme scientifique. À l'aune des évolutions du contexte de la santé, notre pari pédagogique est de relier l'objectivité et la subjectivité pour nourrir la puissance d'agir des futurs professionnels en analysant l'action sous deux approches : éthique et scientifique (Laulusa, 2009, p. 62).

I. L'ÉVOLUTION DU CONTEXTE SOCIO-PROFESSIONNEL DE LA SANTÉ

1. Une évolution des besoins et des attentes des usagers

Dans le domaine sanitaire, les dernières décennies du XXe siècle ont été marquées par des changements de paradigmes. Longtemps soumis au paternalisme médical, les patients aspirent désormais à davantage d'autonomie et à une participation active à leur prise en soins. Paradoxalement, les mesures politiques prises durant la crise sanitaire ne sont pas sans rappeler les dérives autoritaires du « biopouvoir » conceptualisé par le philosophe Michel Foucault (Covidrationnel, 2022).

L'évolution des besoins des usagers se caractérise aussi par une facilité d'accès à l'information. Force est de constater que les patients bénéficient d'une vulgarisation de la science médicale. Les médias constituent des sources d'informations permanentes et inépuisables, venant alimenter un savoir profane, parfois de manière anxiogène. Nous nous souviendrons longtemps des décomptes mortifères sur les chaines télévisées dites d'information au plus fort de la pandémie. De plus, Internet fait de l'usager un partenaire actif, investi d'un pouvoir et apte à devenir par lui-même un agent médiatique. Les hôpitaux n'ont pas hésité aussi à exploiter les possibilités du web. Pour preuve, les publications régulières du classement des hôpitaux et des cliniques contribuent à la renommée des établissements par l'affichage d'un palmarès orientant le patient dans ses choix quant à la gestion de sa santé. Une prise de conscience accrue des droits et l'accès à l'information sont source d'attentes plus importantes des usagers envers le système de santé. Les patients exigent davantage de qualité et de sécurité, tant dans la prise en charge strictement médicale (la pose du diagnostic, l'adaptation du traitement, etc.) que dans le soin apporté (le confort, la lutte contre la douleur, etc.) voire même dans la prestation hôtelière fournie par l'établissement.

Nous constatons aussi une transformation des modalités et des finalités des prises en soins. Les personnes âgées sont plus nombreuses au regard de la hausse de l'espérance de vie et davantage atteintes de maladies chroniques. Des changements axiologique et paradigmatique imposent le traitement des situations critiques et la création d'opportunités d'amélioration des modes de vie. L'enjeu majeur de santé publique ne repose plus uniquement sur la lutte contre les maladies infectieuses et transmissives (c'est ce que l'on croyait candidement avant la pandémie débutée en 2020) et il s'est dirigé vers le développement des compétences d'adaptation et d'autosoins des personnes atteintes de maladies chroniques (diabète, obésité, cancers, maladies inflammatoires, troubles cardio-vasculaires, etc.). Les actions soignantes se complexifient au regard de la nécessité d'un accompagnement holistique des patients. Pour être efficaces, elles ne peuvent être focalisées sur une dimension physique, dans une volonté réparatrice, et elles englobent nécessairement les autres aspects de l'être humain : psychologique, socioculturel et spirituel.

2. Une transformation des pratiques médicales et soignantes

Le XIXème siècle demeurera celui de l'émergence de la médecine scientifique. D'une méthode d'observation centrée sur le sujet, la médecine s'est inscrite radicalement dans une démarche conquérante, réduisant l'individu à une dimension physico-chimique dans une perspective mécaniste héritée de la philosophie cartésienne. Pour Claude Bernard, la médecine est « capable de descendre dans l'intérieur de l'organisme, et de trouver le moyen de modifier et de régler jusqu'à un certain point les ressorts cachés de la machine vivante ». (Bernard, 1966, p. 278) Ce paradigme scientifique a contribué à l'accroissement rapide des connaissances, aux découvertes thérapeutiques, à l'efficacité de la lutte contre les maladies, mais cela au prix d'une considération réifiante de l'être humain. La réflexion éthique a été stimulée par le développement des technosciences. La technique s'est mise au service de la médecine dans ses multiples dimensions (prédictive, curative…). Elle n'a cessé de repousser les limites de la vie humaine tout en suscitant des questionnements relatifs à la visée de son action. À titre d'exemple, nous évoquerons les progrès de la réanimation depuis la seconde moitié du XXème siècle. La médecine est capable de réanimer des patients en détresse respiratoire majeure en utilisant des appareils techniques, appelés « respirateurs » et soudainement devenus une ressource rare lors de la pandémie. Mais cela parfois au détriment d'une qualité de vie marquée par la souffrance et les séquelles physiques. Ces aspects plus subjectifs ont été occultés par les médias télévisés lors de la crise sanitaire due au Covid qui se focalisaient sur le nombre de lits disponibles en réanimation. Nous garderons longtemps à l'esprit des images reflétant un aspect spectaculaire de la technique, notamment lors des transferts inter-hospitaliers de patients en hélicoptère. Le paradigme scientifique de la médecine a renforcé son développement, potentialisé par le progrès technique au détriment parfois d'une place accordée à la subjectivité du sujet. Par ailleurs, le modèle prédictif a souvent démontré ses limites au travers des erreurs de modélisation des épidémiologistes de santé publique lors de la pandémie. Certains chiffres furent heureusement très surestimés, mais ils cautionnèrent la mise en œuvre de mesures de santé publique ayant des effets individuels parfois délétères à de multiples niveaux (psychologique, économique, éducatif, etc.). Il est important de réaffirmer la centralité des déterminants sociaux et environnementaux de la santé publique (Alla & Stiegler, 2022, p. 30).

La médecine est donc investie d'un double mandat. D'une part, mettre en œuvre toutes les techniques possibles de diverses natures (préventive, curative ou palliative) au service de la santé des usagers. D'autre part, intégrer la subjectivité du sujet et garantir l'humanité des soins.

3. Une mutation politico-économique des institutions hospitalières

Outre les évolutions des attentes des usagers et le développement des technosciences, les institutions hospitalières ont connu d'importantes réformes ayant profondément marqué leur structuration. Jusqu'en 2004, elles bénéficiaient d'une dotation globale, plus précisément d'une enveloppe de fonctionnement annuelle et limitative. La Tarification à l'Activité (T2A) est devenue le principal mode de financement des établissements sanitaires. Elle s'inscrit dans un contexte de rationalisation économique visant à encourager la compétitivité des établissements par la valorisation des actes effectués. La recherche d'efficience influence l'organisation des soins dispensés. Les durées moyennes de séjour diminuent, les taux d'occupation des lits augmentent et des alternatives à l'hospitalisation traditionnelle se développent comme l'hospitalisation à domicile. Actuellement, environ deux tiers des soins sont réalisés à l'hôpital contre un tiers pour le domicile. L'objectif politico-économique, à peine dissimulé, est d'inverser cette tendance pour plus d'efficience économique.

En 2009, la loi Hôpital - Patient - Santé - Territoire (HPST) a défini la modernisation des établissements de santé par une clarification de leur gouvernance et de leur statut ainsi que l'amélioration de la coopération entre les établissements dans un souci de performance. La qualité représente un enjeu majeur pour les établissements de santé. La procédure de certification, indépendante des établissements, est renforcée. Elle s'intéresse désormais à la notion de « parcours patient ». La transversalité est requise. Il s'agit d'articuler au mieux les activités de soins et donc de renforcer les actions de coordination interprofessionnelle autour de la personne soignée.

La stratégie « Ma santé 2022 », annoncée en septembre 2018, vise une transformation profonde tant dans la formation et la coopération entre professionnels que dans l'organisation hospitalière. L'un des principaux objectifs est de renforcer l'égalité d'accès aux soins tout en développant le maintien à domicile par les réseaux ville-hôpital. (Zimowski, 2019) Il n'est plus uniquement demandé aux institutions hospitalières de dispenser des soins et d'innover en matière de recherche scientifique, mais aussi d'être économiquement performantes tout en garantissant la qualité et la sécurité des soins réalisés. Les professionnels de santé exercent dans des environnements contraints visant une meilleure qualité à moindre coût. Ils sont confrontés à de nouveaux questionnements au regard du développement des technosciences de l'évolution des besoins de santé des usagers, des mutations des institutions et du déploiement du numérique (la télémédecine par exemple).

Quant au Ségur de la santé, qui prend racine à l'issue de la première vague épidémique de 2020, il aura été source d'espoir et de déception pour les professionnels du domaine sanitaire et médico-social, mais aussi d'injustice pour les oubliés. Et cela dans un contexte de grandes incertitudes.

4. Les crises

Le contexte socioprofessionnel de la santé n'échappe pas à l'émergence de crises (économique, sociale, éducative, etc.) et les politiques d'austérité mises en place à l'hôpital depuis trois décennies en représentent la meilleure illustration de leurs conséquences. Les crises puisent leurs origines dans des causes diverses, de manière complexe et s'entrechoquent généralement avec une grande violence. Au début de l'année 2020, nous découvrions avec stupéfaction l'arrivée d'un virus qui déjoua les prévisions de nombreux experts. Ils pensaient que la menace était faible et resterait circonscrite à l'Asie ou à quelques cas importés. À l'inverse, d'autres craignaient le retour d'une épidémie de grande ampleur, à l'instar de la grippe espagnole. Pour la première fois dans l'histoire de l'humanité, une pandémie s'est propagée en quelques semaines sur l'ensemble de la planète en profitant de la mondialisation des échanges. Des milliards de vies ont été bousculées. Évitons l'indifférence du sujet en construction et favorisons sa reconnaissance. Il y a toujours de grands risques dans un quotidien complexe à prendre le chemin du détachement voire de l'indifférence qui conduirait inexorablement à l'aliénation du sujet et de son travail.

. À ce titre, en s'appuyant sur un éditorial de la revue The Lancet, Barbara Stiegler affirme que la crise liée au Covid n'est pas une pandémie, mais une syndémie, « une maladie causée par les inégalités sociales et par la crise écologique entendue au sens large » (2021, p. 3).

Pour Barbara Stiegler, nous habitons désormais en Pandémie, avec un P majuscule pour désigner « un nouveau continent mental avec sa langue, ses normes et son imaginaire » (2021, p. 8). En Pandémie, tout est différent et ce nouveau territoire mondialisé était difficilement imaginable avant 2020. De nouveaux mots ont fait irruption dans notre langage (PCR, pass, gestes barrières, test antigénique, etc.) et clivent des populations en portant atteinte à la dignité ontologique d'individus réduits à des caractéristiques médico-sociales (Covid positif versus Covid négatif, anti-vax versus pro-vax, etc.). La libre circulation des personnes, même au sein des « États-Unis d'Europe » dont rêvait à son époque Victor Hugo, a été entravée. Des méthodes de santé publique datant du Moyen Âge ont fait leur grand retour, comme les mesures de quarantaine ou la crécelle. Dans sa version moderne, la crécelle prend la forme d'une application pour smartphone afin d'alerter les utilisateurs d'un contact récent avec une personne infectée.

Les étudiants des filières en santé et particulièrement les étudiants infirmiers ont grandement été mis à contribution tout en subissant les perturbations de l'organisation de la formation. Ils ont constitué un renfort important auprès d'hôpitaux saturés et parfois exsangues de leurs agents. Ils ont participé à « l'effort de guerre », en référence au paradigme belliciste dans lequel s'est inscrit Emmanuel Macron lors de son allocution télévisée du 12 mars 2020 et une vigilance s'impose en termes d'éthique pédagogique (Zimowski, 2021a, p. 151-163).

5. Une nécessaire refondation de l'apprentissage de l'éthique

L'éthique s'affiche dans de multiples domaines de notre société et particulièrement dans le champ des disciplines médicales et paramédicales. La complexification des pratiques soignantes, les crises et les mutations politico-économiques des institutions appellent à une transformation des prises en soin et nécessitent de questionner le sens des pratiques. Lors de la réforme de la formation infirmière en 2009, la place de l'éthique dans les études conduisant au diplôme d'État d'infirmier a été renforcée puisque deux unités d'enseignement (UE), à coordination universitaire, lui sont consacrées aux semestres 1 et 4 (UE 1.3S1 et UE 1.3S4 « Législation, éthique, déontologie »). L'éthique et la recherche concourent à une même compétence, dénommée compétence 7 « Analyser la qualité des soins et améliorer sa pratique professionnelle » d'autant qu'il existe un réel besoin de réflexion au regard de la complexification des prises en soins et de l'articulation de pensées dialogiques. La réflexivité, le raisonnement et la recherche constituent désormais les « 3R » de la pensée infirmière (Zimowski, 2020).

Dans la Grèce Antique, le mot éthique avait plusieurs significations selon qu'il s'écrivait en commençant par epsilon (éthos) ou éta (éthos). « La vertu morale (éthos) naît plus particulièrement de l'habitude et des mœurs ; et c'est du mot même de mœurs (éthos) que, par un léger changement, elle a reçu le nom de morale qu'elle porte » (Aristote, 1992, p. 77). Le terme éthique s'employait pour désigner le caractère, orientant l'action de l'individu, ou alors une manière d'agir à développer.

L'éthique, comme toute mise en recherche, relève d'un double apprentissage. L'un pour viser le bien, l'autre pour tendre vers la vérité ou une vérité accessible. Tous deux invitent les formateurs à questionner les ingénieries pédagogiques dans le respect de l'autonomie intellectuelle des étudiants. (Zimowski, 2021b) Pour ces raisons, il semble nécessaire de développer une approche systémique des réflexions engagées visant à donner sens, de manière collective, aux situations expérientielles suscitant des dilemmes éthiques. Chaque situation est abordée dans sa singularité et a posteriori afin de mieux comprendre les enjeux inhérents au contexte. Les perspectives envisagées ne peuvent se réduire à une somme des propositions. Elles nécessitent un processus réflexif, collectif et délibératif. Notre démarche tente de renforcer l'implication des acteurs et la potentialisation de leur pouvoir d'agir dans une visée transformative des pratiques.

Les principes, les valeurs et les normes ne garantissent plus un agir adéquat pour répondre aux nouveaux enjeux d'un monde incertain en perpétuelle transformation. La crise sanitaire liée au Covid a mis en lumière toute la complexité de situations qui ne peuvent se cantonner à la lutte contre un agent infectieux sous un prisme strictement médical. Les excès du néolibéralisme provoquent une dépendance complète à l'égard de « pays-usines » notamment pour l'accès aux médicaments essentiels (paracétamol, antibiotiques, etc.) Les crises écologiques majorent les risques d'apparition de zoonoses. Les inégalités d'accès aux soins, l'explosion des maladies chroniques et de l'obésité constituent un terreau fertile pour des virus qui profitent pleinement de la mondialisation des échanges. À cela, s'ajoutent des choix économiques et sociétaux, notamment la concentration de personnes âgées dans des établissements médico-sociaux et la fermeture continue de lits d'hôpitaux dans une gestion hospitalière à flux tendu visant l'efficience économique. Dès lors, il semble inutile de rappeler que la majorité des victimes du Covid est âgée et/ou atteinte de maladies chroniques. La métaphore du canot de sauvetage (Lefève, 2021) souligne notre focalisation actuelle sur les ressources disponibles et leur équitable répartition dans un souci de justice distributive. Mais il est nécessaire de questionner aussi les raisons exactes des naufrages, les conditions de navigation et les choix des voies (maritimes) empruntées selon les courants politico-économiques de ces dernières décennies. Sous le prisme de l'éthique du care, la pandémie a au moins le mérite de nous rappeler nos liens d'interdépendance et peut devenir source d'apprentissages « pour maintenir, perpétuer et réparer notre « monde », de sorte que nous puissions y vivre aussi bien que possible ». (Tronto, 2009, p. 143) Elle nous rappelle aussi que la démocratie sanitaire reste un acquis fragile. Par exemple, le consentement libre et éclairé, instauré par la loi du 4 mars 2002, a été malmené par de multiples incitants négatifs à la vaccination et cela sans obligation formelle pour la majorité de la population.

Le questionnement éthique, et plus généralement toute mise en recherche, apparaissent plus que jamais indispensables.

La démarche éthique est à envisager dans une perspective contextuelle, pragmatiste et réflexive (Boitte et Cobbaut, 2012, p. 15-31). L'approche contextuelle est primordiale pour identifier les spécificités du déroulement de l'action, au regard des interactions entre les acteurs et l'environnement. Les éléments contextuels permettent d'éclairer la situation en évitant l'arbitraire des principes et des normes. La réflexivité est l'opportunité d'une réflexion portée sur l'action, d'une mise en recherche. L'approche se veut pragmatiste car il est nécessaire de porter une attention particulière aux conditions de production de solutions par, pour et avec les acteurs face aux problèmes rencontrés. L'éthique relève ici d'une ressource intrinsèque que les sujets sont capables de développer pour agir avec compétences. Son apprentissage nécessite l'instauration de pratiques pédagogiques innovantes. Ce tournant pragmatiste s'inspire directement de la pensée de John Dewey et de sa définition de l'enquête, conçue comme un processus délibératif et orientée vers la construction d'un monde commun éclairé par, pour et avec les acteurs.

II. Une philosophie de formation heuristique, entre pragmatisme et rationalisme appliqué

1. Plusieurs approches mises en tension

La formation en soins infirmiers exige des activités finalisées tantôt par un souci de production de connaissances, de soin efficient, et tantôt par un souci de transformation identitaire. Afin d'étayer la production de connaissances et accompagner la transformation identitaire, une épistémologie complexe capable de relier praxis, poiésis et épistémè est d'intérêt.

« Dans une perspective praxique, le processus de formation n'a d'autre fin que le perfectionnement » (Plateau & Zimowski, 2020a, p. 110). L'activité de formation est porteuse d'un projet à accomplir plutôt que d'un objet à produire. Elle correspond à « une pratique transformatrice par laquelle l'humain se développe en la conduisant pour elle-même, en tant qu'action libre, réfléchie (phronesis), délibérée (proairesis), instruite propre à la vie bonne (en référence à Aristote) » (Albero, 2019, p. 42). Ce mode de connaissance relève de l'action réfléchie.

L'approche épistémique, quant à elle, vise davantage une connaissance rationnelle, objectivable, falsifiable ou vérifiable et transmissible. En ce sens, l'action est observée et étudiée méthodiquement. Elle mobilise des instruments conceptuels, théoriques et méthodologiques. Elle invite à l'interaction des phénomènes et des idées ainsi qu'à l'expérimentation. Le pôle épistémè vise la connaissance produite méthodiquement. Dans une approche poïétique, la fin poursuivie est extérieure au producteur. « L'objet produit, l'œuvre n'est autre que la production elle-même et existe en dehors du processus de production » (Bougès, 2010, p. 194). Un résultat est attendu, un produit voire une œuvre (pour exemple, le mémoire en tant qu'objet dans le cadre de l'initiation à la recherche). Des rapprochements peuvent s'opérer entre ces différentes perspectives. La connaissance produite méthodiquement (épistémè) intègre la conception de l'activité en tant que résultat ou produit (poiésis). Cette connaissance méthodique participe également, indirectement ou directement, à la transformation de l'acteur (praxis) puisqu'elle influence sa puissance d'action et conforte sa position d'acteur responsable au sein de la communauté professionnelle.

L'ensemble valorise le développement autonome et réflexif de l'acteur ainsi que sa considération pour la dimension politique de l'action.

Nous envisageons ces trois approches (épistémè, praxis, poiésis) dans une perspective dialectique pour un apprentissage des postures « Éthique et Recherche ». Elles forment des tensions réfléchissantes et structurantes, car elles permettent de saisir le réel dans sa complexité et donc de penser et d'agir en fonction de cette complexité. En ce sens, ces tensions seraient source d'émergences quant aux différentes voies de professionnalisation (les activités, les compétences, l'intégration à la communauté professionnelle).

Cette épistémologie constituée permet d'éviter les dichotomies habituelles : théorie versus action, savoir versus expérience, pragmatisme versus socioconstructivisme, etc. En outre, elle invite au double mouvement suivant : à la fois chercher ce qui rapproche et ce qui distingue voire éloigne les phénomènes. Méthodiquement, cela invite à une démarche de comparaison qui permet d'identifier ce qui lie, relie et ce qui délie (Bolle De Bal, 2003, p. 100).

C'est à partir de cette philosophie heuristique que se structure notre ingénierie pédagogique visant un apprentissage maillé et coordonné des démarches de réflexion éthique et de recherche. En comparant ces démarches, nous avons pu saisir des liens et des tensions permettant de les rendre intelligibles, compréhensibles et mobilisables. C'est ainsi que nous lions dans nos ingénieries pédagogiques, le pragmatisme de John Dewey et le rationalisme de Gaston Bachelard.

2. Regards épistémologiques vers le « ratiopragmatisme »

Par le néologisme « ratiopragmatisme », nous entendons la conjonction du rationalisme appliqué Bachelardien et du pragmatisme Deweyen. La théorie de l'enquête de John Dewey (1993) constitue un modèle universel d'intelligibilité des conditions et des processus par lequel l'homme apprend dans et par l'activité. Elle est particulièrement adaptée à la sphère professionnelle reliant les apprentissages scientifique et réflexif. Selon sa théorie, le savoir se développe par la confrontation à un obstacle, un problème qui introduit une « discontinuité dans l'expérience » (Thievenaz, 2017, p. 142). Quant au rationalisme appliqué de Bachelard (1970), il prend sa source dans un dialogue entre l'empirisme et le rationalisme et surtout dans l'effort de dépassement des obstacles épistémologiques, à la source de la connaissance. Tous deux constituent un socle épistémologique fondamental sur lequel repose notre ingénierie de formation.

Les deux démarches, éthique et recherche, commencent par une réflexion autour d'une situation professionnelle vécue. La situation se caractérise par un contexte singulier de soin qui mérite une analyse à l'aide de différentes lunettes, sous des prismes également différents. Elle se précise aussi par sa légitimité professionnelle, c'est-à-dire par son intérêt professionnel et par le potentiel d'utilité explicatif et compréhensif qu'elle porte. Et puis, elle touche l'apprenant en propre parce qu'il a été directement ou indirectement impliqué et touché par la situation et « ...l'événement permet à celui qui s'y trouve exposé de découvrir quelque chose sur lui-même et de sa situation, d'approfondir sa compréhension de soi et du Monde » (Quéré, 2006, p. 183).

Lorsque le futur professionnel se trouve confronté à l'inédit, à l'aléa, à de nouvelles manières de faire, à l'inattendu ou à une déstabilisation particulière, il interroge la situation et cherche à comprendre et à expliquer. Une analyse rationnelle et contextuelle participe à éclairer l'objet d'étude, à le circonscrire, à mettre au jour la nature du problème. Cela constitue pour John Dewey la première étape d'enquête qu'il nomme : « la confrontation à une situation indéterminée » (Thievenaz, 2017, p. 142). Elle est constitutive d'une « discontinuité dans l'expérience » (ibid.) face à l'inattendu, l'incertain, l'inconnu, l'incompris et elle engage à la poursuite d'investigations. Cette perturbation incite le sujet à enquêter pour retrouver un équilibre situationnel à l'aide de l'élaboration de connaissances nouvelles. Gaston Bachelard, quant à lui, considère que tout problème provient d'un défaut du savoir. Le processus d'enquête ne s'initie pas seulement à partir de difficultés. La réussite d'une activité nouvelle peut être comparable à des « discontinuités joyeuses » (Thievenaz, 2019, p. 34) qui portent en elles un savoir nouveau pouvant constituer un point de départ à l'investigation. Ces « discontinuités joyeuses » se rattachent aux notions de satisfaction, de plaisir, de contentement ou de réjouissance. Elles motivent l'essor d'une activité d'exploration et de recherche pouvant être qualifiée d'enquête. De manière similaire, Gaston Bachelard précise que « le plaisir de l'excitation spirituelle dans la découverte du vrai » constitue l'une des aspirations fondamentales de la démarche scientifique (2004, p. 13).

L'institution du problème constitue l'étape suivante. Bachelard et Dewey considèrent qui il y a « problème » à partir du moment où il est perçu et considéré par le sujet. Tous deux insistent sur la démarche de construction et de compréhension du problème et pas seulement sur une démarche résolutive.

Pour Dewey, comme pour Bachelard, c'est bien le problème qui est premier et permet l'avancement de l'investigation. Il constitue le « sommet actif de la recherche » (Bachelard, 1970, p. 57). Savoir poser et construire un problème, c'est définir sa nature, ses caractéristiques, ses propriétés. En quoi embarrasse-t-il ? En quoi interpelle-t-il ? En quoi fait-il de la situation qu'elle soit problématique ? Former un « savoir du ou des problèmes » permet de structurer un « savoir des questions », qui constituent des pistes de réflexions, d'explications, de compréhensions, d'anticipation du dit problème.

La problématisation s'opère pour permettre la détermination d'hypothèses ou de suggestions qui correspondent à de nouvelles conduites pouvant participer à la résolution d'un dilemme éthique. Ces suggestions s'envisagent comme autant de voies de résolution. Pour exemple, entendre un refus d'un patient et le poser en tant que problème, c'est envisager après une analyse de la situation une multitude d'interprétations et de conduites possibles. L'analyse pourra révéler un sens caché, non attendu en première attention, un sentiment d'isolement, une perte de l'estime de soi, et aussi une prise de conscience des paradigmes orientant les choix, une mise en lumière des conflits de valeurs, etc. Problématiser participe dans ce sens à rendre intelligible ce qui n'est pas vu spontanément et à surmonter l'heuristique de disponibilité. Dans une approche pragmatiste, les suggestions correspondent à l'anticipation des voies résolutives. Sur un modèle plus compréhensif, les hypothèses invitent à des approfondissements cherchant à comprendre les facteurs d'influence possibles du phénomène étudié.

Le processus se poursuit par l'expérimentation des suggestions permettant d'apprécier leur pertinence. La corroboration des suggestions est recherchée. Elle correspond à la recherche d'informations permettant d'étayer et de consolider la validité des propositions. Elle s'effectue progressivement, en cherchant la consolidation des propositions au fil des expérimentations. La démarche d'enquête se termine lorsque les suggestions se corroborent et permettent d'envisager de nouvelles perspectives au problème posé par la situation. Les savoirs acquis constituent une « force opérative nouvelle » pouvant être mobilisée ultérieurement par la transférabilité des savoirs théorico-pratiques. Cette étape correspond à la « formulation d'assertabilités garanties, énoncés qui n'ont pas l'ambition d'atteindre une vérité, mais qui en étant situés dans le temps et dans l'espace, expriment les conditions d'une résolution du problème, un résultat opératoire, à un moment et dans un contexte précis » (Albero, 2019, p. 46).

John Dewey (1993) considère le fruit de la recherche comme étant temporaire et contextuel. Même si le réel a été approché, il ne peut avoir été découvert dans sa complexité. Dans le domaine des sciences et des pratiques infirmières, à l'interface avec d'autres sciences (biologie, sociologie, anthropologie, etc.) nous ne pouvons atteindre la vérité. Il n'y a pas une vérité situationnelle donnée. Il s'agit de l'approcher en mobilisant à la fois les connaissances subjectives et objectives et de considérer la vérité comme approximative au risque d'analyser et de décider à partir de préjugements.

III. Une esquisse pédagogique de l'Éthique et la Recherche

Considérant que l'exercice professionnel réclame une plus grande capacité d'agir et de décider en lien avec les évolutions contextuelles ; les finalités de la formation des étudiants en soins infirmiers sont de former de futurs professionnels capables de comprendre et d'agir, quelles que soient les situations se présentant. L'enjeu de la culture scientifique est de permettre à l'Homme d'être éclairé, ce qui signifie à la fois mieux percevoir et mieux évoluer au sein de ses réalités.

La recherche permet, grâce aux connaissances de faire preuve de plus de discernement, de mieux appréhender le réel et de s'y adapter. Ainsi, la finalité du travail d'initiation à la recherche est de permettre, à l'étudiant apprenti chercheur, de se forger une culture scientifique en s'initiant à la recherche (Plateau, 2013).

L'éthique, comme la recherche, dans sa dimension pragmatique, est contributive au développement de la puissance d'agir du futur professionnel. Elle « permet de donner sens, de manière collective, aux situations cliniques suscitant des dilemmes éthiques » (Zimowski, 2021c, p. 85). L'objectivation et l'interprétation constituent toutes deux l'épine dorsale des démarches « Éthique et Recherche ». L'action est à la fois la source, le moteur et le fruit des réflexions. Elle représente donc l'élément « charnière », le point clé de la formation à l'éthique et à la recherche. Le maillage des ingénieries pédagogiques « Éthique et Recherche » est particulièrement intéressant. Il participe à la construction de situations d'apprentissage ancrées sur le réel permettant le développement d'un savoir agir pour que le futur professionnel puisse disposer de savoirs utiles au quotidien et, pour qu'il soit aidé dans ses prises de décision. Ce maillage vise notamment l'amélioration des pratiques professionnelles par l'analyse de situations de soins a priori (dans le feu de l'action) ou a posteriori (à distance) de manière juste et éclairée.

Les esprits scientifique et éthique convergent vers un même idéal et des visées complémentaires. Les postures, scientifique et éthique, visent la quête de la vérité et du bien. Mieux appréhender la réalité représente la garantie de s'y mouvoir avec plus d'aisance. Toutes deux forment un état d'esprit ambitionnant l'acquisition de connaissances objectives. L'esprit scientifique vise cette objectivité et s'en donne les moyens, à savoir une méthode mettant en tension le réalisme et le rationalisme. La raison sert à élucider le réel en dépassant le réalisme immédiat. La connaissance objective (Popper, 1998) s'obtient donc au prix d'efforts critiques et rationalistes. La démonstration doit se doter d'un processus de vérification que Gaston Bachelard nomme processus de rectification discursive. « Le processus de rectification discursive parait être le socle fondamental de la connaissance objective » (Bachelard, 2004, p. 289). Chaque nouvel élément de connaissance doit être soumis à la question de sa rectification. Revenir sur une conception antérieure permet de faire émerger une nouvelle conception plus objective intégrant la révision de la première. La justesse de la proposition éthique s'appuie sur cette objectivité. Cela permet de mieux apprécier les liens entre les choses du monde ; des liens qui sortent de l'espace sensible, donc de la subjectivité. En ce sens, il y a aussi la volonté de dépasser la vraisemblance. Cette quête s'obtient au prix d'un effort de dépassement de l'apparence afin de démêler le vrai du faux. La démarche interprétative éthique s'intéresse au contexte d'action et permet d'identifier à la fois les dilemmes et les référents pouvant être mobilisés pour envisager de nouvelles perspectives d'actions. La démarche de recherche part également de l'action qu'elle cherche à analyser selon des approches plurielles pour proposer des pistes de compréhension. Les deux démarches se distinguent par rapport à leurs visées. D'une part, des hypothèses d'actions relatives à une situation donnée. D'autre part, des hypothèses de compréhension généralisables à des situations similaires.

La quête de la vérité et du bien se situe entre le rationalisme appliqué et le pragmatisme. La théorie pragmatique considère que toute vérité humaine est conditionnelle et contextuelle. Autrement dit, ce qui est vrai l'est dans un contexte et en fonction de certains critères. « Vérité et connaissance ne sont pas de l'ordre de l'accord avec le monde, mais de l'ordre de la réalisation de l'action humaine et de l'évènement situé dans un contexte précis » (Aiguier, Le Berre, Vanpee, & Cobbaut, 2012, p. 125). Il n'y a pas une vérité définie, mais des vérités qui peuvent coexister. L'accès au vrai s'organise par l'expérience et à partir d'une démarche d'enquête capable d'identifier les idées les plus satisfaisantes. Ce sont celles qui présentent le plus grand potentiel à décrire le monde, à le comprendre et à y évoluer de manière satisfaisante. Pour Gaston Bachelard, « la connaissance du réel est une lumière qui projette toujours quelque part des ombres. Elle n'est jamais immédiate et pleine » (2004, p. 15). Il pose le problème de la connaissance scientifique en termes d'obstacles. La connaissance s'obtient par l'erreur, sa réalisation et son dépassement. Il ne nous encourage pas seulement à nous en prémunir, mais à les considérer comme des bases sur lesquelles s'édifie notre savoir. « En revenant sur un passé d'erreurs, on trouve la vérité en un véritable repentir intellectuel. En fait, on connaît contre une connaissance antérieure, en détruisant des connaissances mal faites, en surmontant ce qui dans l'esprit même fait obstacle à la spiritualisation » (Bachelard, 2004, p. 15). L'expérimentation, les essais et les erreurs permettent la progression scientifique et l'accession à la vérité.

Pragmatisme et rationalisme appliqué se rejoignent non pas dans une conception unique de la vérité, mais dans l'importance de l'expérimentation pour y accéder. Tous deux invitent à un rationalisme dialogique et réflexif.

L'objectivation et le doute, la recherche du sens caché et le refus du dogmatisme sont caractéristiques de notre démarche de réflexion engagée. Pour dépasser l'apparence, il s'agit de questionner ce qui parait évident. « Rien ne va de soi. Rien n'est donné. Tout est construit » (Bachelard, 2004). En éthique ou en recherche, le refus de toute position autoritaire ou dogmatique est indispensable. Nonobstant les conflits d'intérêts, la recherche affiche toutes ses lettres de noblesse durant les crises afin d'éclairer et d'alerter. À titre d'exemple, nous soulignons la qualité des réflexions réalisées par Covidrationnel. Ce collectif interdisciplinaire, principalement composé de professeurs et de chercheurs d'universités belges, œuvre activement afin d'apporter des éclairages objectifs sur la crise due au Covid en ne la réduisant pas uniquement à sa dimension biologique. Il assume aussi courageusement son rôle de lanceur d'alerte (Covidrationnel, 2022).

La rupture épistémologique s'inscrit dans les gènes des deux démarches, « Éthique et Recherche ». Objectiver le vrai du faux, se libérer du prêt-à-penser et des conflits d'intérêts, objectiver ses connaissances par la preuve, objectiver les normes et les valeurs en présence, permettent d'éviter les écueils d'interprétations erronées. Il convient par exemple de ne pas croire aveuglément un énoncé, mais de mettre en question ou de chercher le sens caché pour comprendre les contours de l'action. Il s'agit également de mettre en question ce que l'on construit ou écrit soi-même. Le progrès ne serait accessible qu'à condition de rectifier les fausses informations que l'on possède sur le réel. Cela réclame un effort d'objectivation qui sera d'autant plus grand en fonction de l'âge et de l'expérience du sujet. « Quand il se présente à la culture scientifique, l'esprit n'est jamais jeune. Il est même très vieux, car il a l'âge de ses préjugés… Accéder à la science, c'est spirituellement rajeunir » (Bachelard, 2004, p. 15).

En matière de formation en santé, comprendre la signification d'une chose, c'est élucider ses effets pratiques pour les personnes soignées. Certaines conséquences sont facilement observables, d'autres non, car elles relèvent de phénomènes subjectifs. Citons pour exemple l'espoir, il est complexe à saisir, mais ses conséquences, tout au contraire, peuvent être plus aisément appréciées. « Si pour James on ne peut pas prouver l'existence de Dieu, du moins est-il possible d'étudier les effets de la croyance » (Henle, 2004, p. 117). Le doute contribue à l'objectivation. Il est à la source du processus délibératif. Il conduit à une (re)mise en question continue qui amène à confronter les idées et à les tester de manière collective et délibérative. Le professionnel vigilant quant aux faits, aux observations, aux croyances, aux savoirs, serait plus apte à recueillir les éléments significatifs de la situation, de l'analyser et d'agir. Il serait plus à même de partager les fruits de ses observations de manière à confronter les interprétations et d'accéder à des décisions et/ou des actions pertinentes à la situation. Travailler seul ne peut garantir la pertinence de sa réflexion. Visant la connaissance, les activités réflexives de partage et de délibération sont attendues. La réflexion collective permet l'analyse, l'interprétation et la problématisation. Enfin, l'analyse et le débat argumentés collectivement constituent la pierre angulaire des démarches de recherche et d'éthique pragmatiste.

L'éthique et la recherche se déclinent en actions rigoureuses et méthodiques. Dans le cadre de la recherche, trois phases structurent la démarche. Gaston Bachelard la résume ainsi : « le fait est conquis, construit, constaté » (Bourdieu, 2001, p. 143). Au chercheur qui tente d'élucider un problème posé par son environnement physique ou social, la vigilance épistémologique suggère qu'il s'investisse sur trois plans en même temps : la rupture, la construction et la constatation. La conquête consiste à rompre avec le sens commun et nécessite un effort de distanciation. Il représente le premier acte constitutif de la démarche scientifique se traduisant pragmatiquement par l'exploration d'une situation d'appel, la formulation d'un questionnement de départ et la légitimation de l'objet d'étude. Le deuxième acte, la construction, consiste en l'exploration théorique de l'objet d'étude permettant de donner sens aux phénomènes étudiés et de formuler des hypothèses de compréhension ou d'explication construites logiquement. Cet acte englobe la construction du modèle d'analyse. Il constitue la problématisation. Enfin, le dernier acte correspond à l'investigation de terrain permettant de soumettre les hypothèses à l'épreuve des faits. Cette mise à l'épreuve des faits est appelée constatation ou expérimentation.

Dans le cadre de l'éthique, l'expérimentalisme démocratique décrit par John Dewey fonde une démarche présentant de nombreuses similitudes avec la démarche de recherche. Elle propose de transformer le problème de la situation professionnelle initiale en problématique. Cela invite à envisager de manière collective, délibérative et démocratique la situation. De plus, le traitement des questions d'ordre éthique réclame une démarche d'investigation à caractère scientifique. Pour lui, l'éthique n'est pas « un catalogue d'actes ou un ensemble de règles à appliquer comme une ordonnance ou une recette de cuisine ». Il poursuit, « l'éthique a besoin de méthodes spécifiques d'enquête et de bricolage : des méthodes d'enquête pour repérer les difficultés et les maux à résoudre, des méthodes de bricolage afin d'élaborer des plans à utiliser comme hypothèses de travail pour résoudre les problèmes repérés » (Dewey, 2003, p. 144). La démarche éthique, comme la recherche, envisage une enquête permettant de soumettre les hypothèses à l'épreuve des faits. Toutes deux se structurent autour d'une démarche expérimentaliste concevant l'expérience comme une source d'apprentissage à condition de l'arrimer à une démarche scientifique. Toutes deux considèrent la connaissance comme le fruit d'un dialogue critique et construit entre l'objectivité et la subjectivité. « Il nous faut montrer la lumière réciproque qui va sans cesse des connaissances objectives et sociales aux connaissances subjectives et personnelles et vice versa » (Bachelard, 1938, p. 139).

Tant pour Bachelard que pour Dewey, l'expérience est centrale pour produire la connaissance dans le sens où elle invite à penser, travailler et discuter.

Le point de départ de la connaissance relève soit de l'étonnement ou du problème qui émerge de l'explicitation d'expériences. Les faits deviennent problématiques car ils sont porteurs de questionnements. Ils sont aussi une source d'expérimentations. Il ne s'agit donc pas de révéler uniquement les « faits bruts » ou un « voir originel », mais de les discuter pour faire apparaitre une polémique. C'est bien l'expérience réfléchie, située, dialoguée qui est avant tout à la base de la connaissance et du développement des compétences. Elle nous invite à nous méfier des observations sensibles non réfléchies.

« Dans la formation d'un esprit scientifique, le premier obstacle, c'est l'expérience première, c'est l'expérience placée avant et au-dessus de la critique… » (Bachelard, 2004, p. 27). John Dewey prolonge la réflexion en posant que tout savoir relève d'une enquête. Gaston Bachelard ajoute : « si l'activité scientifique expérimente, il faut raisonner ; si elle raisonne, il faut expérimenter » (Bachelard, 1934, p. 3). Les explications qui découlent de la polémique se muent en expérience. Les deux philosophes se rejoignent dans une approche contextuelle et actancielle de l'apprentissage. Les logiques pragmatiste et rationaliste se complètent. Pédagogiquement, elles permettent de regarder l'expérience sous différents angles, d'apprendre par et vers l'expérience en variant les postures. Les concepts et les théories peuvent être considérés comme le fruit d'expériences passées. Lors de l'observation réfléchie d'expériences, ces principes méritent d'être réinterprétés en lien avec le contexte.

Chez John Dewey, l'expérience passée sert au développement de l'expérience future pour produire une connaissance située et éclairante. L'expérience est source de réflexion et productrice de nouveaux savoirs pouvant être mobilisés dans de nouvelles actions. Ce principe renvoie à une conception praxi-poïétique du développement des connaissances et des compétences. Toute réflexion est émergente d'un projet d'action et transforme l'identité du sujet. Cette transformation influence à son tour la qualité des expériences suivantes. En pédagogie de l'éthique et de la recherche, nous nous intéressons particulièrement au sujet, à son projet et à l'objet de sa réflexion. Mettre en tension les réalités professionnelles, les savoirs, les référentiels professionnels avec son individualité permet à chacun de développer sa professionnalisation.

Le principe de continuité désigne également une conception complexe du réel et une conception de l'évolution comme un processus continu au cours duquel émergent de nouvelles propriétés. Mobiliser ce principe de continuité en formation à l'éthique et à la recherche, c'est viser le développement d'un praticien éclairé, réflexif, non réductionniste et émergentiste. Le praticien se co-constitue dans la résolution ou la compréhension de situations problématiques et à partir de transactions et d'interactions avec d'autres acteurs, l'environnement et ses ressources professionnelles.

Les activités liées aux démarches « Éthique et Recherche » participent « à une reconstruction ou réorganisation de l'expérience qui augmente la signification de l'expérience même et l'habileté à diriger le cours des expériences successives » (Dewey, 1983, p. 103).

Dans ce sens, l'apprentissage s'organise en un continuum, considérant qu'il y a toujours à apprendre de sa pratique et à s'ouvrir à d'autres expériences et recherches. Ce principe de continuité constitue un point de vigilance permettant d'éviter de tomber dans le piège du réalisme immédiat. Méthodologiquement, les productions d'hier (les expériences, les savoirs, les théories, etc.) constituent un socle patrimonial permettant de construire et d'inventer.

Le principe de continuité de l'expérience est fondateur de l'apprentissage conjoint de l'éthique et de la recherche. Une expérience issue du terrain, comportant une complexité à saisir, construite socialement, se structure en situation problématique. Cette première phase forme la porte d'entrée méthodologique du processus commun d'apprentissage que nous proposons d'illustrer maintenant au travers du récit d'expérience d'une mise en œuvre pédagogique de notre démarche.

IV. La mise en œuvre de l'ingénierie pédagogique élaborée

Un dispositif pédagogique est proposé aux étudiants infirmiers de 2ème et de 3ème année afin de mailler la recherche en soins et la réflexion éthique. Ce maillage relève d'une démarche analogique entre l'éthique et la recherche, et entre la didactique des enseignements et des disciplines. Il consiste à rapprocher des éléments provenant de domaines différents, à éclaircir les phénomènes et les actes d'apprentissage (Plateau, 2021, p. 177). Les dilemmes rencontrés mettent en jeu des processus psychologiques et cognitifs conditionnant la réponse apportée. L'expression des émotions, au même titre que l'explicitation des cognitions, est à encourager. Les choix éthiques et en matière de recherche, ou plus communément les choix face à des situations problématiques invitant l'individu à une mise en recherche, sont souvent complexes. Ils ne reposent pas uniquement sur la raison. Nous proposons à titre d'exemple, une illustration de cette ingénierie pédagogique mise en œuvre auprès des étudiants en soins infirmiers.

1. Principes et modalités

À partir d'une situation issue de l'expérience clinique et proposée aux étudiants, l'idée est d'engager un processus de délibération collectif et réflexif permettant de faire émerger des discontinuités. Certaines sont motivées tant par l'absence de savoir et l'incompréhension que la recherche de satisfaction. Le processus de problématisation polymorphe engagé permet la mise au jour de démarches réflexives. Le choix de la situation relatée a nécessité en amont tout un travail d'identification et de mutualisation des expériences vécues, tant cliniques que pédagogiques. Aussi, les trois paliers d'apprentissage « Comprendre, Agir, Transférer », définis au sein du référentiel de formation infirmière de 2009, constituent les piliers de nos constructions pédagogiques. Ils sont pleinement transposables à l'apprentissage de la réflexion éthique et de l'initiation à la recherche.

L'analyse de la situation par le collectif relève de compétences énactées, c'est-à-dire construites dans une logique de référentialisation et de contextualisation (Plateau et Zimowski, 2017, p. 31), et en tenant compte du lien indissociable entre l'action (de l'étudiant) et la situation. Contexte et sens commun constituent « l'essence même de la cognition créatrice » (Varéla, 1996, p. 98). Le dispositif a donc été négocié avec les étudiants en fonction des besoins de formation et des vécus professionnels. La posture du formateur consiste à accompagner l'ensemble de la démarche tant dans l'animation que par des apports méthodologiques. Les enjeux de l'accompagnement sont :

- favoriser l'explicitation de toutes les dimensions de l'action et notamment des émotions, donc de créer un espace d'écoute et de dialogue bienveillant ;
- faciliter l'émergence de raisonnement et de méthode permettant l'explicitation et la construction de la situation ;
- favoriser un investissement énacté de la démarche de recherche et de compréhension de la situation ;
- soutenir la compréhension du processus de développement des compétences en action et en situation.

Une situation pédagogique fut donc co-construite à partir d'une situation clinique et déterminée comme étant détentrice d'un plus grand potentiel d'investigation et de développement.

2. Présentation de la situation clinique

Mme A est âgée de 85 ans ; elle est veuve, a deux enfants, et vit en Établissement d'Hébergement pour Personnes Agées Dépendantes (EHPAD) depuis cinq ans. Elle n'a pas de troubles cognitifs et elle a su accepter les contraintes imposées depuis 2020 en raison de la crise sanitaire. Elle a consenti à être vaccinée contre le Covid. Aucun cas de personne infectée par le coronavirus n'a été dépisté au sein de l'EHPAD. Mme A apprécie prendre le bus, toute seule, le matin pour se rendre dans un hypermarché (situé à deux arrêts de bus de l'EHPAD) et y faire des courses. En septembre 2021, elle a chuté en descendant du bus et elle a eu une fracture au niveau de l'épaule. Pendant l'immobilisation du membre, il ne lui a pas été autorisé d'aller seule faire ses courses. Dès novembre, elle a pu de nouveau prendre le bus et aller se balader seule à condition de respecter tous les gestes barrières. En décembre, la secrétaire de l'EHPAD a reçu un appel des agents de sécurité de la grande surface lui signalant que Mme A avait eu un malaise en faisant ses courses. Ils ont précisé que l'équipe soignante était « inconsciente » de laisser une personne âgée sortir seule en période de pandémie. Sa fille, qui a été informée de cet incident, a demandé que toute sortie soit interdite pour sa mère, en menaçant le personnel de l'EHPAD. Elle a précisé que s'il arrivait « quelque chose » à sa mère, elle les tiendrait pour responsables. Mme A a alors expliqué au personnel de l'EHPAD et à sa fille qu'elle adorait aller à l'hypermarché au risque de tomber. « Un beau pompier me ramènera », dit-elle souvent en souriant. Un après-midi de février 2022, l'équipe soignante s'est inquiétée de la soudaine disparition de Mme A. Elle était sortie le matin sans prévenir. Il faisait froid, elle avait manqué le bus et était revenue à pied, toute « frigorifiée ». Le médecin a alors décidé d'interdire toute sortie à Mme A si elle n'est pas accompagnée. Le lendemain, la secrétaire de l'accueil a vu Mme A revenir avec le bus. La fille de Mme A a appris ce nouvel incident. Elle est très en colère et met en cause la responsabilité de l'établissement qui n'assure pas la sécurité des résidents en pleine période épidémique. Elle demande à rencontrer la direction afin qu'un transfert vers un établissement plus sécurisé soit réalisé dans les meilleurs délais.

3. Quelques remarques au regard de l'analyse collective réalisée

Des délibérations ont émergé et permis l'élaboration d'un questionnement pouvant être à l'initiation d'une démarche de recherche et de réflexion éthique, se résumant en une question : « comment concilier l'autonomie du sujet et la sécurité dans les soins ? » Bien évidemment, cette question n'attend pas de réponse unique, et nécessite une réponse collective, élaborée en groupe restreint. Cela permet intrinsèquement de questionner l'élaboration des décisions prises dans leur contexte de réalisation. « La démarche de réflexion éthique participe à l'éclairage des situations a posteriori à partir du développement d'une approche complexe, interrogeant différents points de vue et permettant la mise en perspective de préconisations ou de décisions les plus « justes » possibles » (Plateau et Zimowski, 2020b, p. 27).

La démarche engage une recherche de compréhension à travers l'émergence d'hypothèses d'actions et d'expérimentation des solutions envisagées. Un processus collectif, réflexif et délibératif est mis en œuvre au travers d'une démarche d'enquête. Elle comporte plusieurs étapes. « La croyance, qui renvoie aux faits ; la réflexion, qui est l'étape empirique puisque la personne collecte les faits ; la raison spéculative, qui est le moment scolastique/spéculatif où la personne formule des hypothèses et l'inférence, qui est le moment de la confrontation aux faits » (Dewey, 2006, p. 169).

Lors du dispositif pédagogique, la démarche de recherche portée par les étudiants quant à l'équipe et sa prise de décision révèle l'intention pédagogique d'une coopération problématisante entre les étudiants et les formateurs présents. Le formateur accompagne la discussion. En aucun cas, il ne représente l'expert ou le sachant. Le dispositif favorise la démarche réflexive, individuelle et collective. La pratique partagée des démarches « Éthique et Recherche » produit par la mise en mots des activités de problématisation, de production et d'investigation. L'apprentissage collectif ne vise pas uniquement la connaissance, mais surtout l'avènement d'un professionnel réflexif.

L'évaluation du dispositif a permis de mettre en évidence par les étudiants le développement des capacités, d'attitudes et d'habiletés :

- la valorisation de l'efficacité du travail en équipe dans le respect des singularités des individus ;
- le soutien de la convergence des efforts de chacun basée sur la coopération et une compréhension réciproque ;
- l'émergence d'un sens nouveau au regard des idées partagées.

Fondamentalement, l'analyse d'une telle situation s'appuie sur deux questions pour orienter l'enquête :

- **Qu'est-ce qui m'interpelle, à titre personnel, et nous interpelle collectivement dans cette situation ?**
- **Que faire pour mieux faire et bien faire ?**

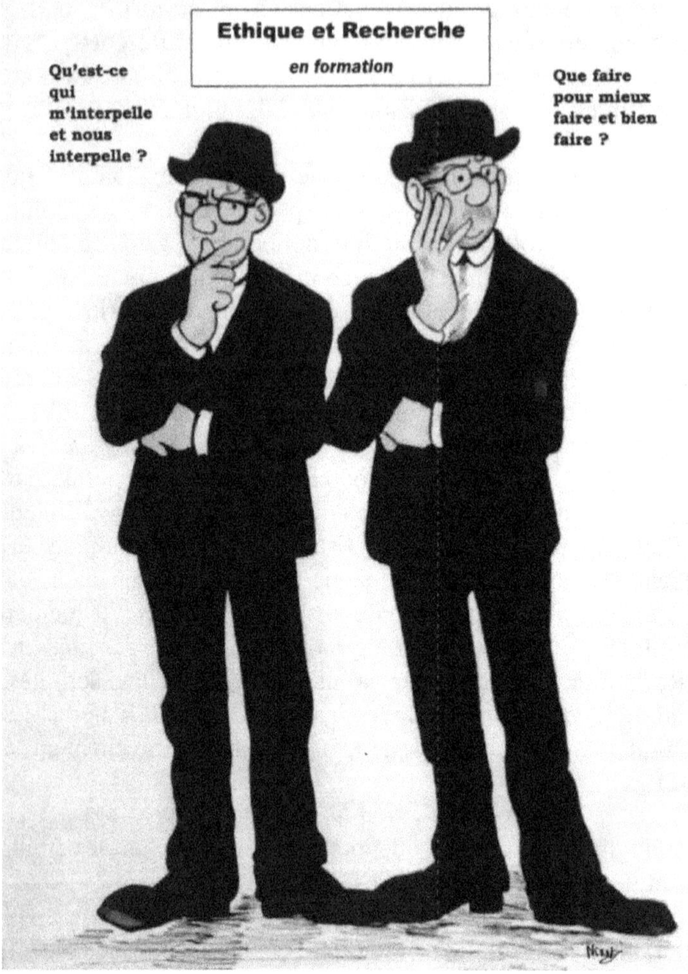
Ethique et Recherche
en formation
Qu'est-ce qui m'interpelle et nous interpelle ?
Que faire pour mieux faire et bien faire ?

Illustration : Nina Zimowski (2023).

EN GUISE DE CONCLUSION

Il ressort une finalité commune des apprentissages de l'éthique et de la recherche : être capable d'accéder et de connaître une forme de vérité et de bien par, dans et à travers la transformation de l'expérience vécue par l'apprenant au sein de son environnement professionnel. Cela lui offre aussi l'opportunité de devenir capable d'agir et de décider dans des conditions variables de son environnement et de ses ressources. Notre ingénierie pédagogique ne peut se restreindre à une dimension opérationnelle des démarches « Éthique et Recherche ». Un ensemble de leviers est à travailler, à commencer sans doute par l'attente du futur professionnel, principal auteur de la démarche. La motivation ou plutôt les éléments de satisfaction propres au bénéfice de cet enseignement sont donc à explorer et à mettre en évidence. Finalement, notre démarche valorise l'activité de recherche comme la clé de voûte des apprentissages éthique et scientifique. L'enquête Deweyenne et le rationalisme Bachelardien mis en tension nous permettent de développer une approche située, contextuelle, pragmatiste, et réflexive de l'éthique et de l'initiation à la recherche comme processus d'apprentissage. La formation par, pour, et à la recherche dans le domaine des soins infirmiers, et plus généralement de la santé, participe à la qualité et la justesse des soins. Nul besoin de s'étendre davantage sur les continuelles mutations et les tensions du paysage sanitaire qui légitiment d'autant plus une démarche de formation des professionnels de santé leur permettant de comprendre et de transformer les réalités. Les apprentissages de la recherche et de l'éthique mis en lien participent au développement d'une forme d'intelligence métisse, polymorphe, aussi ingénieuse et débrouillarde que rigoureuse. L'éthique et la recherche sont souvent invisibilisées. Mais elles offrent l'opportunité d'une mise à distance des expériences vécues, garante d'une offre de soins dans la durée. Cette prise de hauteur salutaire est comparable à un vol en avion. Pour Whitehead, « elle part du terrain de l'observation particulière, accomplit un vol dans l'air éthéré de la généralisation imaginative et atterrit de nouveau pour une observation renouvelée que l'interprétation rationnelle a rendue pénétrante » (1995, p. 48). L'éthique et la recherche offrent aux étudiants en santé, dans un environnement hospitalier industrialisé et fonctionnant à flux tendu, la possibilité de cultiver le Beau, le Juste, et le Vrai. In fine, de limiter les risques d'épuisement professionnel tout en sublimant leurs pratiques soignantes.

CHAPITRE 5

AFFECTIVITÉ ET SEXUALITÉ DES RÉSIDENTS EN EHPAD :

DE LA TRANSCULTURALITÉ À LA RÉFLEXION ÉTHIQUE

Émilie Da Silva Lemaire

EN GUISE D'INTRODUCTION : DES FAITS, DES INTERROGATIONS.

Des situations emblématiques

L'établissement d'hébergement pour personnes âgées dépendantes (EHPAD) est un lieu de vie. Il accueille des personnes âgées à partir de 60 ans ayant des difficultés voire une impossibilité à vivre dans leur logement initial à la suite de difficultés motrices ou cognitives. Un personnel dédié pourra intervenir selon les besoins d'accompagnement du résident. Cette équipe est composée d'infirmières, aides-soignantes, médecins, cadre de santé, agent d'entretien et d'hôtellerie, psychologues, diététicien, enseignant en activité physique et adaptée ou kinésithérapeute, auxiliaire de vie, aide médico psychologique, animateur, ergothérapeute, psychomotricien, etc.

Chacun d'entre eux concourt à l'accompagnement du résident dans les gestes de la vie quotidienne en maintenant autant que possible ses capacités persistantes.

À plusieurs reprises au cours de l'exercice de mes fonctions, nous avons été amenés à accompagner des agents ayant été témoins d'expériences affectives ou sexuelles au sein de l'EHPAD qui ont soulevé des interrogations. Plusieurs exemples viennent à l'esprit. Notamment, deux résidents de l'unité Alzheimer, avec de sévères troubles cognitifs, ont été surpris à plusieurs reprises d'avoir des relations sexuelles. Ils ont toujours été respectueux de l'intimité et leurs rapprochements s'effectuaient dans une chambre (souvent celle de monsieur), porte fermée. Ceci dérangeait le plus les soignants était que Mr était marié, qu'il se rendait tous les week-ends en permission chez sa femme avec ses enfants. Il paraissait malhonnête aux soignants de mentir à la famille. De même pour la résidente, sa fille, un jour de visite a failli être témoin d'une des rencontres des deux résidents. L'aide-soignante a dévié l'attention de la fille de la résidente afin de maintenir l'intimité des deux protagonistes ! Les interrogations des soignants dans cet événement ont été : doit-on prévenir la famille ? Doit- on laisser deux résidents atteints de démence pratiquer une activité sexuelle ? Doit-on prévenir l'épouse du résident du fait que son mari la trompe avec une autre résidente ?

Une autre situation rencontrée a été celle d'un résident de l'EHPAD n'ayant pas de perte de mémoire ni de maladie neuro-dégénérative connue. Il avait tendance à montrer à certaines aides-soignantes ou infirmières qu'il avait des désirs sexuels : regards insistants sur les parties intimes, demande de toilette intime plus tendre, etc. Il n'y avait pas là de questionnement du personnel, plutôt une gêne éprouvée et un rappel du cadre envers le résident.

Mais, lors d'une réunion pluridisciplinaire, il a été tenté d'ouvrir la réflexion autour du rôle que les soignants peuvent avoir dans l'aide à apporter dans le cadre du bien-être de ce résident. Il s'est avéré un manque d'investissement des soignants dans la perspective d'aborder cette réflexion.

Enfin, voici une autre réflexion autour de l'accueil des couples au sein de cet EHPAD. Il existait bien entendu des chambres doubles à leur proposer, mais avec deux lits simples et séparés. Il n'y avait pas de protocole spécifique dans le cadre de l'accueil d'un couple et personne ne s'est posé la question de rapprocher les deux lits simples pour en faire un lit double et au moins permettre à ces couples de garder une certaine intimité et un rapprochement qu'ils ont probablement connu durant 40 années de leur vie commune.

Des interrogations multiples

Tout ceci constaté, ici ou ailleurs, ne peut demeurer lettre morte, arrive une vague de questions spontanées.

L'institutionnalisation permet-elle la continuité de l'expression de l'affectivité et sexualité ? La sexualité ne fait-elle pas partie de la vie du résident ? Pourquoi existe-t-il une gêne d'en parler ? En quoi la sexualité est-elle un tabou dans notre société et que ce tabou se développe au sein de notre univers professionnel de la santé ? Mais, pour autant doit-on ignorer cet élément de vie des résidents ? Et quelle peut être la position du soignant dans cette thématique ? Comment le cadre peut-il accompagner les soignants pour la prendre en considération malgré leur éducation, religion qui aurait tendance à leur interdire d'aborder ce sujet en société ?

De nombreux écrits existent sur les bienfaits de la sexualité de la personne âgée. Toutefois, au quotidien dans les EHPAD que j'ai été amené à visiter, la thématique n'est pas abordée. Des comportements sexuels sont observés, des désirs exprimés ou non sont identifiés, mais sans pour autant être intégrés dans les préoccupations courantes. L'idée n'est pas de devenir trop intrusif dans l'intimité des résidents, et de systématiser le questionnement de la sexualité pour tous les résidents. Mais, comment faire pour faciliter cette anticipation des manifestations de cette affectivité et sexualité pour que les soignants les abordent de façon plus sereine lorsqu'ils interviennent ?

Nous sommes dans un contexte de personnes dépendantes dans les actes de la vie quotidienne et par conséquent la sexualité peut également être affectée par cette dépendance.

Dans un premier temps de notre travail de recherche, l'enquête exploratoire va permettre de définir les contours de cette réflexivité et la confronter à d'autres acteurs d'EHPAD. Une enquête auprès de soignants a mis en lumière, la difficulté pour les soignants de s'exprimer sur ce sujet, tout en étant conscients de sa légitimité et surtout du caractère humain de l'affectivité et sexualité. Cette difficulté pouvant être expliquée par un tabou et la culture de chacun. Ils ont à cœur de laisser s'exprimer cette affectivité et sexualité tout en étant garants du respect de la vie en collectivité et de la sécurité des résidents. Il apparaît également une interrogation concernant la communication autour de cette thématique : à qui, pourquoi et comment en parler ? L'objectif de cette étude va être de proposer une réflexion relative à la posture du cadre de santé afin d'aider les soignants à répondre à ces questions.

Voici l'intention relative au champ professionnel. Elle demande, pour passer des idées aux faits, aux actes, d'être réfléchie, étayée d'où ce travail de recherche. À l'issue d'un important travail documentaire, il a été retenu la question suivante : comment le cadre de santé peut-il accompagner les soignants dans la considération du bien-être de la vie affective et sexuelle des personnes âgées en EHPAD ?

I. Des éléments contextuels spécifiques

Pour mieux appréhender notre réflexion, un descriptif du contexte de l'EHPAD, de son mode de fonctionnement semble nécessaire. De plus, il serait intéressant de connaître la place de l'affectivité et de la sexualité dans nos cultures religieuses, sociétales et morales dans le but de comprendre les réactions des soignants et des familles. Ceci devrait aider à s'interroger sur : comment le cadre de santé peut accompagner les membres de son équipe à propos de ces thématiques au quotidien ?

1. L'EHPAD, un nouveau lieu de vie

Il a été abordé en introduction que l'EHPAD est un lieu de vie. Il s'agit en effet d'un lieu d'hébergement qui propose aux résidents un accompagnement pour les actes de la vie quotidienne. Les personnes nécessitant une institutionnalisation en EHPAD sont des personnes ayant perdu des capacités motrices ou cognitives entraînant une dépendance pour un certain nombre des actes de la vie quotidienne. L'entrée en EHPAD est souvent mal vécue par le résident, très souvent non désirée, mais acceptée par dépit. Le résident doit accepter qu'il ne soit plus autonome dans les actes les plus élémentaires, acquis dès la petite enfance : marcher, se laver les dents ou les parties intimes, se nourrir seul. Il y a une sorte de régression très difficile à accepter. L'objectif des personnels de l'EHPAD est donc d'accompagner le résident dans cet état de fait, lui apporter l'aide nécessaire tout en valorisant les capacités conservées et limitant autant que possible ce sentiment de régression. La chambre est aménagée selon les goûts du résident avec l'introduction d'éléments mobiliers et décoratifs de son propre domicile (dans le respect des règles de sécurité), des photos, souvenirs, etc. Il est souvent proposé au résident de personnaliser sa porte de chambre afin d'établir un lien d'appropriation des lieux. L'objectif étant qu'aussi rapidement possible, le résident puisse se sentir chez lui dans sa chambre d'EHPAD.

2. L'EHPAD, un nouveau projet de vie

Un des supports utilisés pour accompagner le résident dans l'appropriation des lieux est le projet de vie individualisé (PVI) du résident. C'est un outil permettant de réunir les désidératas exprimés par le résident ou son entourage pour intégrer l'EHPAD comme son nouveau lieu de vie et y maintenir ses habitudes de vie qu'il avait avant cette entrée en Institution.

Le PVI balaie une grande diversité de thématiques comme : les loisirs appréciés ou non, les habitudes de vie (horaires de sieste, heure de lever, heure de repas…), la religion pratiquée, la citoyenneté (volonté ou non de voter), l'environnement familial. Il se finalise par la rédaction d'objectifs définis par le résident ou avec l'aide de sa famille, permettant une amélioration de la vie quotidienne au sein de ce nouveau lieu de vie. « La crainte (généralement fondée) de la personne âgée entrant en maison de retraite est de voir ses comportements standardisés par le fait d'une obéissance au règlement interne (fait pour tous) impossible à transgresser, mais aussi en raison d'une obligation à refouler son affectif « pour ne pas déranger » (Vercauteren R., Vercauteren M-C, et Chapeleau J., 1992, p. 43).

3. L'affectivité et la sexualité chez les résidents

L'être humain est doté de sentiments et d'une sexualité dès la naissance qui se développent sous différentes formes tout au long de sa vie. Comme tout être animal, cette sexualité a pour objectif premier la procréation, et dans une autre dimension cette sexualité renvoie également au plaisir. Mais étant doté d'une capacité réflexive, l'homme s'est également entouré de dogmes et règles afin de partager cette sexualité et cette sentimentalité dans de bonnes conditions de vie en collectivité.

L'affectivité et sexualité de la personne âgée

Mais pour autant ces personnes âgées ont-elles toujours ce désir d'obtenir du plaisir ? Ce travail de recherche porte-il sur une population marginale ou bien est-il vraiment une thématique de la personne âgée qui n'est pas réellement perçue ? Selon Pascal B., (1998, p. 5) « chez les plus de 80 ans, 82 % des hommes et 64 % des femmes disent avoir des rapports de tendresse ».

Et puis, au-delà de la tendresse, il y a la sexualité. Quelle proportion de personnes âgées ont-elles réellement une sexualité ? De nombreuses enquêtes ont démontré que l'affectivité semble être dominante sans pour autant négliger cette sexualité toujours existante pour à peu près 25% des personnes âgées. Cela reste donc une part importante des résidents d'EHPAD et donc une préoccupation à ne pas négliger dans l'accompagnement des personnes âgées en EHPAD.

L'affectivité et sexualité en EHPAD-

Dans les EHPAD, les couples sont assez rares et l'explication ci-après en est toute logique. Les institutionnalisations se déclenchent souvent après la perte du conjoint, ou encore une perte d'autonomie qui ne peut être soutenue par le conjoint. Par conséquent, les résidents entrent, le plus souvent, seuls en EHPAD et comme le soulignent (Vercauteren R., Vercauteren M-C., et Chapeleau J., 1992, p. 44) : « L'entrée en institution marque souvent la perte d'une vie affective, que celle-ci touche à l'environnement (moins de contacts avec les amis, les parents, voire les commerçants du quartier) ». La personne âgée arrive seule dans ce nouveau lieu, loin de ses proches ou même des liens sociaux qu'elle s'était créés dans son environnement : l'aide-ménagère qui venait préparer le repas, l'infirmière qui passait chaque jour lui donner ses médicaments, la boulangère, etc. Toutes ces personnes avec lesquelles un lien d'affectivité s'était créé. Tout un monde à reconstruire ! Les rapprochements sociaux privilégiés dans les EHPAD facilitent les rencontres avec d'autres résidents pour créer de nouveaux liens, la plupart du temps d'ordre amical, des personnes avec qui il est agréable de discuter un moment dans la journée, de prendre les repas. Mais, ils peuvent aussi évoluer vers des sentiments plus profonds. Il est important de prendre conscience que l'institutionnalisation entraîne, pour les résidents, une perte de contrôle de leur vie. Ils sont certes en situation de dépendance pour des raisons cognitives ou motrices, mais ce nouveau lieu de vie implique une perte de contrôle de quasiment toute leur vie. Ils ne choisissent plus leur horaire de lever, l'heure des repas, l'heure du coucher, les loisirs qu'ils désirent faire, les menus des repas, leur intimité.

Leurs émotions restent la seule part de leur vie sur laquelle ils ont encore une emprise, avec leurs pensées.

« Reconnaître une vie affective au résident consiste avant tout à prendre en compte ses pulsions, à faire en sorte que ses attentes en matière de rapports humains continuent à exister » (Vercauteren R., Vercauteren M-C., et Chapeleau J., 1992, p. 44). Cette affectivité et cette sexualité existent, mais alors pourquoi ne se voient-elles pas comme rapportées au cours de l'une des enquêtes exploratoires : « Moi ça m'est arrivé ici, mais ce n'est pas si fréquent que ça, mais peut être qu'aussi… les gens se cachent aussi un peu ». Il est évident que la plupart du temps cette affectivité et surtout cette sexualité sont exprimées de façon discrète, dans l'intimité comme l'éducation l'a inculquée à tout un chacun. Finalement, cette sexualité est visible lorsqu'elle n'est plus contrôlée par la personne qui n'est plus en mesure d'appliquer les règles de bienséance, de vie en communauté, par des troubles de la mémoire, et notamment des troubles spatio-temporels. Ils entraînent une perte de repères. Dans ces cas-là, les actes sont réalisés au moment où ils se font ressentir : si le résident a envie d'uriner, il urine là où il se trouve, s'il a envie de dormir, il s'assoit ou s'allonge même au sol et dort, s'il a envie d'un rapport rapproché avec quelqu'un d'autre, il s'exécute sans considération pour ce qui l'entoure. Un grand nombre de résidents d'EHPAD sont atteints de ce type de troubles mnésiques, la désinhibition qui en découle est plus compréhensible. De la même façon, les résidents qui ne sont pas touchés par ces troubles peuvent être tout aussi gênés par cette vie en communauté qui limite grandement cet espace intime nécessaire à leur affectivité et à leur sexualité.

De plus, il n'est pas forcément évident de rencontrer parmi les résidents d'un EHPAD une personne qui correspondrait à ses critères d'accouplement ou formation de couple. Et, dans ce cas, il est difficile d'exprimer cette affectivité et cette sexualité, comme l'indique (Lôo H, et Gaillarda T., 2000, p. 122) : « L'absence d'un partenaire disponible est un des principaux facteurs limitant l'activité sexuelle avec l'âge. Les personnes âgées qui présentent des capacités de sublimation et qui savent exprimer la tendresse sont les plus susceptibles de s'adapter à cette situation, mais nombreux sont ceux qui refusent le deuil de la sexualité et/ou souffrent de se sentir moins performants sexuellement. Ces derniers se replient sur eux-mêmes, deviennent volontiers irritables et agressifs ou encore adoptent des comportements pervers (exhibitionnisme, voyeurisme…) ».

D'ailleurs cette irritabilité, agressivité est retrouvée dans les propos d'une aide-soignante de l'enquête exploratoire : « ils étaient... On essaye de ne pas les arrêter, on les laisse, on ne les brusque pas. Parce qu'on s'est rendu compte que quand on les arrêtait ça les... ils pouvaient devenir soit violents, soit ils étaient de mauvaise humeur, soit contrariés et après pour les soins, c'était compliqué ». Le fait d'être témoin de ces manifestations affectives n'induit pas la nécessité de les stopper. Il est normal que les résidents réagissent mal face à cette interruption. Cette atteinte à la liberté, une des rares libertés qui leur soit maintenue après l'entrée en institution.

« Par ailleurs, la vie affective et sexuelle des personnes âgées doit être respectée. La sexualité des personnes âgées, principalement celles en institutions, est encore un tabou, alors même qu'il s'agit d'une question importante pour les personnes concernées » (Lôo H. et Gaillarda T., 2000, p. 122).

Comment faire pour prendre en compte ces considérations affectives et sexuelles au quotidien en EHPAD ? La question n'est pas d'épier les moindres signes d'affectivité, de questionner les résidents sur leurs désirs intimes, mais de garder à l'esprit que ce besoin existe. Et pour cela, les professionnels des EHPAD ont à leur disposition l'outil du PVI qui peut servir de guide à cette considération. (Vercauteren R., Vercauteren M-C., et Chapeleau J., 1992, p. 65) : « Dans le cadre spécifique du PVI, la perte des repères concernant la vie affective doit être compensée par un surcroît d'attention et de compréhension. Si cela va de soi dans les termes, c'est loin d'être le cas dans les faits. On soulignera ainsi que toutes les conceptions de vie judéo-chrétienne de notre société occidentale ont une forte tendance à valoriser l'affectif au sens chrétien (valeur de l'écoute attentive) au détriment d'un affectif physique, corporel, souvent exprimé à travers le terme tabou et générique de « sexualité ».

Le PVI semble être l'outil tout indiqué pour guider ces soignants vers ce surcroît d'attention et de compréhension. La thématique de l'affectivité et la sexualité du résident devrait y apparaître sans pour autant qu'il y ait d'interrogations directes envers le résident qui seraient prises comme une intrusion dans son intimité, mais plutôt comme des critères d'observations qu'il serait bon d'inclure dans ce lieu particulier. « A défaut de cette activité (affective et sexuelle), le projet (de vie) a pour but de faire comprendre au personnel que le sujet n'est pas tabou et que l'inactivité doit être l'objet d'une écoute. [...] On dira que le PVI du résident passe directement par la conception de la sexualité que renvoie le comportement du personnel. On soulignera entre autres que ce comportement doit s'éloigner de la vision d'un résident qui ne serait qu'un individu asexué par l'absence d'une vie intime » (Vercauteren R., Vercauteren M-C., et Chapeleau J., 1992, p. 45).

Enfin, « Le respect des droits sexuels des résidents implique un changement des mentalités au sein du personnel soignant ». Comme le soulignaient Poitras et al. (1989, p. 95), « Les attitudes sociales et celles des professionnels de la santé qui gravitent autour des personnes âgées vivant en institution influencent grandement l'expression sexuelle de ces dernières ». « La modification des perceptions et des réactions des soignants devrait conduire à des actions concrètes dans le but d'améliorer la qualité de vie sexuelle des résidents » (Dupras, 2007, p. 107). Et finalement cette considération, préoccupation de l'activité affective et sexuelle entre dans le respect de la personne, la considération de son existence en tant qu'être humain ayant des sentiments, des droits et des devoirs.

En résumé très bref, l'EHPAD est un nouveau lieu de vie dans lequel il est difficile d'envisager une affectivité et/ou sexualité des résidents. Pourtant elles existent pour la plupart d'entre eux et il est évident que ces aspects de la vie des résidents méritent d'être pris en considération dans ce nouveau lieu de vie. Pour cela, l'outil du PVI semble adapté. Il sera néanmoins nécessaire pour les soignants de briser les tabous qui entourent ces thématiques pour être en mesure d'accompagner les résidents.

II. Des ouvertures conceptuelles

Au cours de l'enquête exploratoire en contexte, certains termes ont été utilisés : tabou, représentations sociales, culture, éthique. En effet, ces concepts représentent les fondements de notre problématique, les éléments indispensables à appréhender pour être en mesure de comprendre.

1. La culture

Essai de définition

Les recherches bibliographiques, ont amené à regrouper des termes dans un même concept, la culture. Que désigne le terme culture ? Selon le Centre National de Ressources Textuelles et Lexicales (CNRTL) la culture est « l'activité qui permet à l'homme de développer, épanouir certaines composantes de sa personnalité ». Mais aussi « bien moral, progrès intellectuel, savoir à la possession desquels peuvent accéder les individus et les sociétés grâce à l'éducation, aux divers organes de diffusion des idées, des œuvres, etc. » et enfin « ensemble de connaissances et de valeurs abstraites qui, par une acquisition généralement méthodique, éclaire l'homme sur lui-même et sur le monde, enrichit son esprit et lui permet de progresser ». Selon Purnell (1998 cité par Coutu-Wakulczyk, 2003, p. 34), « la culture se rapporte à la totalité des patterns de comportements socialement transmis à l'égard des arts, des croyances, des valeurs, des coutumes et habitudes de vie, de tous les produits du travail humain et des caractéristiques de la pensée des personnes composant la population ».

Il est possible d'en déduire que la culture est l'ensemble des savoirs multiples accessibles à l'individu par les groupes sociétaux, les médias, l'art. À partir de ces savoirs, l'homme se construit intellectuellement et élabore ses propres règles, ainsi que sa personnalité. Ces savoirs proviennent de nombreux domaines : les arts, la spiritualité, les traditions, l'éducation, les habitudes de vie, le lieu de vie, la politique, la technologie, la sexualité, l'alimentation, le sport, la famille, les soins médicaux, les formes de communication, les rites funéraires, etc. Ces domaines innombrables vont abreuver l'homme de ces savoirs.

Ces savoirs apportent des règles, des morales : la morale religieuse, les normes de la famille. Et ces règles et morales vont permettre à l'individu de le guider dans ses choix, ses réflexions, elles vont définir sa manière de penser et sa vision du monde. Nous n'oublions pas que c'est l'individu singulier qui se construit en contexte.

Purnell (1998, cité par Coutu-Wakulczyk Ginette, 2003, p. 34) précise : « la culture guide la perspective, la vision du monde et la prise de décision ».

Leininger définit la culture de la manière suivante : « La culture englobe les valeurs, les croyances, les normes et le mode de vie acquis qui agissent, de certaines façons, sur la pensée, les décisions et les actions d'un individu » (Leininger et McFarland, 2006, p. 46). Selon ces auteurs « la personne est indissociable de son bagage culturel et par conséquent, ses expressions et son style de vie reflètent les valeurs, les croyances et les pratiques de sa culture » (Ibid.). Les pensées et actes de l'individu sont construits majoritairement par sa culture. Différents domaines de cette culture vont d'ailleurs s'entrecroiser. Les règles de l'alimentation d'une personne vont être croisées avec les morales de sa spiritualité : un musulman ne mangera pas de porc ; mais également avec ses habitudes de vie : un individu ne prendra jamais de petit déjeuner, car il n'en a jamais pris l'habitude depuis l'enfance et ses parents ne l'y auront pas obligé. Il se dessine alors en fonction de toutes les sources de savoirs, de diffusion d'idées et selon comment l'individu les aura interprétées. Ainsi, la culture est-elle spécifique à chaque individu, assimilable à un code génétique.

De fait, l'individu construit ses règles morales à partir de sa culture. Il va également élaborer sa vision des autres, comment il va percevoir les autres groupes sociaux qui ne répondent pas aux mêmes règles et morales que lui et/ou aux groupes sociaux auxquels il appartient. C'est ce que l'on appelle les représentations sociales. Plusieurs auteurs vont pouvoir en donner une signification, comme Abric J.C (2003, p. 13) : « Une représentation sociale est l'ensemble organisé et hiérarchisé des jugements, des attitudes et des informations qu'un groupe social donné élabore à propos d'un objet. [...] Elles sont les visions du monde que développent les groupes sociaux ; visions du monde qui dépendent de leur histoire, du contexte social dans lequel ils baignent et des valeurs auxquelles ils se réfèrent ». L'individu, par ses différentes sources de savoir culturel, va pouvoir s'identifier aux groupes sociaux correspondants. Plusieurs individus vont pouvoir se retrouver autour de valeurs communes sur un domaine particulier. Ils vont alors créer un groupe social, comme le décrit Jodelet D. (1989, p. 36), « des formes de connaissances socialement élaborées et partagées, ayant une visée pratique et concourant à la construction d'une réalité commune à un ensemble social ». Un individu aura tendance à se référer à plusieurs groupes sociaux selon les domaines étudiés. De même, selon le domaine, il attachera une importance plus ou moins grande à l'appartenance à ce groupe. Albric ajoute p. 14 : « Les pratiques sociales sont largement orientées par les représentations sociales, car représentations sociales et pratiques sont indissociablement liées : elles s'engendrent mutuellement ; les représentations guident et déterminent les pratiques et ces dernières agissent en créant ou en transformant des représentations sociales ».

La culture avec ses représentations sociales va évoluer au cours de la vie, de ses rencontres, de ses confrontations. L'individu est capable de modifier ses règles et morales en fonction de nouvelles informations reçues. Une morale clairement définie au moment de l'enfance peut totalement être bouleversée à l'âge où l'individu s'intéresse à ces sources d'information, à en rechercher d'autres, et avoir une capacité réflexive.

Et en l'occurrence, l'entrée en institution de type EHPAD va bousculer les cultures et représentations de chacun des acteurs et le résident lui-même.

Une évolution culturelle collective

Dans une première approche des dogmes et règles culturels autour de la sexualité, il en est un premier qui a une influence encore importante chez la population âgée : la religion. Il paraît intéressant de se documenter, très brièvement, à l'idée de la sexualité parmi trois principales religions pratiquées en France.

- Dans un premier temps, la religion catholique.

Selon (Durand G., 2012, p. 375) « Par « l'attirance sexuelle qui permet de mettre fin au sentiment d'abandon de l'homme » dit la Bible, la sexualité a une fonction relationnelle » ; « fascination pour la grande promesse de bonheur, avant-goût du sommet de l'existence, et qui veut nous élever en extase vers le Divin », la sexualité a une fonction plaisir. Enfin, la sexualité a une fonction fécondité et c'est là le point essentiel de la morale catholique. Union et procréation ne sont pas dissociables ». Il existe donc trois fonctions à la sexualité : relationnelle, plaisir et fécondité, avec une prédominance de la fécondité qui est exprimée comme objectif obligatoire de l'union. La notion de plaisir est associée à la volonté de s'élever vers le Divin et non pas de plaisir pour soi.

- Deuxièmement, La religion musulmane.

Continuons avec Durand : « La sexualité occupe dans l'Islam une place importante. Dans ce mariage, l'amour physique a toute sa place, le plaisir est un dû entre les époux. Cette sexualité, si on la pratique, chez les musulmans, on n'en parle pas. Ce but procréatif est l'excellence, mais s'en écarter est toléré » (Durand G., 2012, p. 375). Là aussi, la sexualité a une place importante, avec une notion de plaisir également et bien sûr la procréation. Il est à noter que la religion musulmane tolère la sexualité uniquement pour le plaisir sans objectif de procréation. Et un plaisir pour les époux eux-mêmes. Par contre, il est exprimé un véritable tabou, interdit d'en parler, ce qui peut expliquer cette pudeur ressentie par les soignants et surtout ce tabou exprimé.

- Enfin, la religion juive.

« Dans le judaïsme, l'amour a une place prépondérante. Il est une obligation morale et religieuse, concrétisée par le mariage dans lequel sexualité et plaisir sexuel ont leur place. La sexualité occupe une place située à l'équilibre entre la nécessaire procréation et le plaisir légitime, plaisir dont le jeune époux a fait promesse à sa compagne sous le dais nuptial » (Durand G., 2012, p. 365). Plaisir et procréation sont toujours présents. Mais ici il y a une notion d'équilibre entre les deux. Le plaisir est également partagé entre les époux.

L'influence de la culture religieuse a tendance à s'amoindrir ces dernières années. La religion diminue son emprise sur les cultures sociétales. Par conséquent, d'une génération à une autre, cette emprise ne sera pas la même. Or dans un établissement tel que l'EHPAD, cette différence générationnelle est forte. Bozon M. (2009, p. 30) dit : « Un nouveau régime normatif émerge en matière de sexualité : les institutions qui transmettaient les principes de la bonne sexualité (religion, communautés locales, famille) déclinent au profit d'une prolifération de discours en provenance des médias, d'internet... qui sont aujourd'hui de nouvelles sources d'informations et de normes diffuses. Mais au contraire des normes traditionnelles, les normes nouvelles ne sont pas associées à un appareil de sanctions et de contrôle ».

Dans la culture régie par la religion, les communautés locales et la famille, le lien avec la sexualité était très contrôlé, sous la dictée de la morale avec un objectif de procréation dominant. Et il existait un rapport avec l'autorité (Dieu, les parents, etc.) important.

« Avec la « seconde révolution contraceptive », s'achève le long processus historique de séparation de la reproduction et de la sexualité. Un des grands effets de cet achèvement, c'est de définir des moments de la vie spécialisés dans la sexualité non reproductive » (Michel Bozon, 2009, p. 30). Cela laisse la place à une sexualité non plus principalement axée sur la procréation, mais laissant une place plus importante au plaisir. Le plaisir qui lui, est tourné vers soi-même, plaisir de l'autre, mais plaisir individuel. Michel Bozon décrit le passage d'une sexualité construite par des contrôles externes aux individus à une sexualité reposant sur des disciplines internes. « Le nouveau régime normatif se caractérise [...] par une obligation de réflexivité » (p. 38), qui résulte des contraintes multiples et contradictoires émanant du nouveau système normatif. On voit là s'amorcer ce que Michel Bozon appelle la « sexualité d'individus » (p. 36).

Ceci explique que cette sexualité plaisir individualiste, puisse s'ouvrir davantage à la personne âgée qui n'est plus en mesure de procréer. « La prolongation de la vie sexuelle active aux âges avancés est peut-être le changement le plus profond. En 1970, parmi les femmes mariées de plus de 50 ans, une sur deux seulement avait une activité sexuelle. Alors qu'aujourd'hui, ce sont plus de 90 % des femmes en couple de plus de 50 ans qui sont sexuellement actives. Une norme s'est installée : continuer de vivre en couple, c'est continuer d'avoir une vie sexuelle » (Bessin, 2009, p. 23). Cela sous-entend que socialement le couple ne se définit plus uniquement par le mariage, mais également par l'activité sexuelle qui existe entre deux personnes.

Cette évolution dans la culture religieuse va également avoir un impact sur le tabou, terme relayé dans chacune des enquêtes exploratoires et à chacune des discussions abordées sur la thématique de la sexualité. En premier lieu le dictionnaire Larousse qui donne comme définition anthropologique : « nom polynésien, interdit de caractère religieux qui frappe un être, un objet ou un acte en raison du caractère sacré ou impur qu'on leur attribue. Interdit de caractère social et moral ». Une définition plus philosophique de S. Freud « Le tabou est un interdit immémorial imposé par l'extérieur (par une autorité) et dirigé contre les plus forts désirs de l'homme » (Roquefort, 2002, p. 77).

Lors des enquêtes exploratoires, certains termes à connotation négative comme « interdit, impur » sont associés à la sexualité qui a aussi été caractérisée de « naturelle », « normale » ! Quel antagonisme ! Faut-il voir ici une méconnaissance de la définition du terme tabou utilisé de façon inadéquate ? Ou bien plutôt une évolution dans les considérations de l'activité sexuelle, sans que les cultures s'y afférents n'aient évolué elles-mêmes. « La question de la sexualité reste associée à l'idée de transgression d'un tabou dès lors qu'il s'agit d'en parler. Les représentations sociales ont construit psychiquement un interdit de penser et d'échanger sur la sexualité » (A. Thibaud, C. Hanicotte, 2007, p. 135).

Comme vu précédemment, les images de la sexualité sont devenues plus courantes aussi bien dans la bibliographie, la cinématographie, la télévision, la publicité. Les images de femmes et hommes en partie dénudés sont désormais devenues communes sur un simple abribus. La nudité est devenue domaine public. Néanmoins, il se maintient un interdit d'en parler, ancrée dans les cultures, éducations de chacun. L'évolution culturelle existe dans les médias, moyens de transmission de la culture, mais celle-ci n'est pas encore avérée dans les cultures individuelles. C'est une évolution en cours et c'est ce qui explique l'ambivalence entre les médias de la culture sexuelle et les modifications de règles, morales et représentations en lien avec celle-ci.

L'évolution culturelle selon le résident

Pour le résident, quelle influence sur sa culture va avoir cette entrée en institution ? Ce qui vient à l'esprit au prime abord est la perte d'intimité du résident. Il paraît d'ailleurs nécessaire de s'arrêter sur le terme d'intimité qui, elle aussi, est définie en partie par la culture de chacun. Quelle en est sa définition ? (Encyclopaedia Universalis, 2021) : caractère de ce qui est intime, très personnel, voire de la vie privée.

Cette intimité est donc personnelle à chacun, car chaque personne définit ses limites de l'intimité, les limites entre sa vie publique et sa vie privée, ce qu'il souhaite diffuser au public de sa vie personnelle. Mais ces limites sont perturbées par l'entrée en EHPAD car les règles et limites de l'intimité peuvent être contraintes par la vie en collectivité et le milieu du soin. Ce sont de nouvelles données qui vont amener l'individu à modifier sa morale vis-à-vis de l'intimité (Lagarde-Piron, L., 2019, p. 14). « Les échanges rituels sont d'une autre nature, la conversation peut s'engager sur des sujets aussi surprenants que la digestion, l'élimination, et tous les tracas de la vie quotidienne rarement partagés, tout ce qui est caché et que les autres ignorent ». Il est évident que les curseurs des limites de l'intime sont grandement déplacés. Le privé devient public et le résident perd un peu plus de son identité : perte de droits à la liberté, perte d'une grande partie de son intimité.

Ne serait-ce que la toilette réalisée par une personne étrangère (Lagarde-Piron L., 2019, p. 118), « le soignant doit respecter la pudeur du patient, mais en même temps ce dernier renonce un peu à celle-ci pour les soins ». Ce propos est d'ailleurs repris par Hall E. (1971, p. 152), « le toucher du soin [...] implique le franchissement de la distance intime et remet en question tous les codes et toutes les normes sociales incorporées durant la socialisation ».

Il est prévu une réglementation pour limiter ces atteintes à l'intimité, notamment la Charte européenne des droits et liberté des personnes âgées en institution 1993 : « améliorer et réduire les inévitables contraintes d'une vie en collectivité ». Ainsi que Art. L.1110-4, Code de la santé publique paru au Journal officiel de la République française en 2013-(13) : « Toute personne prise en charge par un professionnel, un établissement, un réseau de santé ou tout autre organisme participant à la prévention et aux soins a droit au respect de sa vie privée et du secret des informations la concernant ».

Néanmoins, ce respect de la vie privée doit- il pour autant sous-entendre un désintérêt du soignant vis-à-vis de cette intimité ? C'est ici que réapparaît cette notion répertoriée lors des enquêtes exploratoires à quatre reprises : « ça ne nous regarde pas ». Et pourtant, comme le souligne (Garant L., 2003, p. 27), « le respect de l'intimité et de la vie privée, c'est aussi de reconnaître que la personne a des besoins d'affection, de tendresse et aussi à caractère sexuel ». Il est très difficile pour le soignant de faire la part des choses entre le privé et le public, il a été clairement établi que les limites ont été déplacées et par conséquent il est périlleux de savoir où s'arrête l'intimité et où commence le prendre soin.

Encore une fois, il est évident que seul le résident peut définir ses propres délimitations de l'intimité. C'est un aspect de sa vie sur laquelle il gardera une emprise malgré son entrée en EHPAD et collectivité.

L'évolution culturelle pour les soignants

La culture de chacun des soignants est bien entendu remise en question par le milieu professionnel du soin (Lagarde-Piron L., 2019, p. 117). « Les parents inculquent la pudeur à leurs enfants tout comme ils enseignent le langage. L'éducation a une influence sur les attitudes de l'étudiant dans les rapports au corps nu et aux pratiques liées à la nudité ». Il en va de même du professionnel, qui a grandi avec une culture, une éducation et qu'il n'envisage pas de les transgresser, et encore moins sur son lieu de vie professionnelle. Lieu où le sérieux, le professionnalisme sont de rigueur. Il y est alors d'autant plus difficile d'y envisager de parler d'un thème moralement interdit. La transformation ou la compréhension culturelle, pour les soignants, est donc un cap difficile, mais indispensable à passer. Elle l'est d'autant plus concernant cette thématique liée à un tabou.

« Le personnel... n'est pas affectivement impliqué auprès de la personne âgée qui ne constitue que l'objet (certes respecté) de son travail, mais aussi parce que tous les comportements sociaux le confortent dans son attitude presque uniquement bâtie sur des interdits traditionnels et culturels vis-à-vis de la perception du corps » (Vercauteren R., Vercauteren M-C, Chapeleau J., 1992, p. 45). Et très souvent pour éviter d'aborder cette affectivité et sexualité, le soignant aura souvent tendance à se cacher derrière le respect de l'intimité du résident et que le rôle du soignant est justement être garant du respect de cette intimité. D'après l'enquête exploratoire, il apparaît assez fortement que l'affectivité et la sexualité de la personne âgée sont vues comme « naturelles », « humaines », « normales », « c'est la vie ».

L'intrusion dans l'intimité du résident peut déjà se manifester au niveau du vocabulaire du soignant : le toucher d'un patient est possible sur toutes les parties du corps comme les parties intimes, et le dévêtir consiste à lui ôter tous ses vêtements. Ensuite, le soin en lui-même entraîne la vision du corps nu du résident par les soignants, car, qui plus est, il s'agit d'un défilé de soignants différents chaque jour. « La nudité fait partie de la vie privée, intime, qui est ouverte à la relation amoureuse, sexuelle. Or, à l'hôpital, la nudité est publique » (Lagarde-Piron L., 2019, p. 119).

Il y a ici l'ensemble des actions considérées comme « visibles » du soignant. Mais, ce qui ne paraît pas dans les faits, ce sont les affects du soignant, qui parfois peuvent être en opposition culturelle avec les faits observés et l'utilisation possible de propos négatifs.

L'érection accidentelle est tolérée et excusée, car non contrôlée par le résident « je sors de la chambre prétextant l'oubli de quelque chose, j'attends que ça redescende » (Lagarde-Piron L., 2019, p. 138). « En revanche, si le patient considère que c'est une occasion sexuelle ou que la toilette lui procure du plaisir, la gêne se transforme en colère ». Ici, il apparaît que de simples notions de « dégoût » se transforment en « colère ». Comment peut-on expliquer que le soignant se mette dans un état de colère envers un patient. Cette émotion est forte et révèle que culturellement la situation est ressentie comme une agression sexuelle par le soignant. La même situation dans un autre contexte que le soin serait assimilée à une agression sexuelle (Lagarde-Piron L., 2019, p. 138). « Certaines manifestations intentionnelles telles que mains baladeuses, scènes de séduction lourdes vont être vécues de façon négative comme du harcèlement sexuel ». Cette demande de rapprochement est vécue comme une agression, une attaque de leur intimité corporelle et physique. « Les soignants mettent alors en place deux principales stratégies : la verbalisation (ton ferme, expression de refus) et l'évitement de la situation, niant toute possibilité de mise en mot des actes posés » (Thibaud et Hanicotte, 2007). Et cette colère face à cette agression va être difficile à exprimer, car le soignant va aussi être confronté à un sentiment de culpabilité de la ressentir. « Oser dire que l'on est dégouté, c'est s'éloigner du rôle de soignant capable de tout endurer » (Lagarde-Piron L., 2019, p. 139). Et de continuer : « Les expressions de dégoût ne seront d'ailleurs que transmises à l'oral et nous n'en trouverons trace à l'écrit [...] culpabilité à ressentir certaines émotions, à avoir des pensées négatives ou porter un jugement de valeur [...]. L'empathie caractérise la relation de soin, avoir une attitude empathique est une règle de base [...]. Énoncer un quelconque jugement négatif sur un patient est une faute aux yeux des professionnels ».

Cette réaction n'est pas entendue comme professionnelle, elle est même ressentie comme une faute professionnelle donc inavouable (Thibaud et Hanicotte, 2007, p. 131). « D'autres expriment leur impossibilité de verbalisation et une attitude d'évitement, voire de déni de la scène observée, signant vraisemblablement la présence chez eux d'un ressenti culpabilisant ». Organisons nos propos.

Culturellement, le groupe social auquel appartient le soignant engendre des représentations fortes autour de l'altruisme, l'empathie. Plutôt que de se mettre soi-même en position de faute, il est plus aisé de reporter la faute sur le résident et de traduire ces comportements qui paraissent hors de propos par ces soignants, en troubles de comportement, avec utilisation de termes médicaux tels que désinhibition. Kamel H.K. et Hajjar R.R. (2004, p. 65) indiquent par ailleurs que « la perception de la sexualité des personnes âgées par les soignants en tant que problème de comportement pourrait provenir d'une incompréhension des besoins d'amour et d'intimité de ces personnes institutionnalisées ». Cette évolution dans la culture des soignants est compliquée dans ce domaine tabou. « Les soignants nous laissent l'impression de se sentir très démunis et en proie de manière brutale à des émotions qu'aucun espace ne leur permet actuellement d'exprimer » (Thibaud & Hanicotte, 2007, p. 129). Le processus d'évolution de la culture et des représentations sociales liées à la sexualité est totalement bloqué par le tabou lié à ce domaine. Cette évolution ne peut exister que s'il y a communication autour de la thématique, nouvelles données, approches expérientielles partagées. Or, le tabou interdit toutes ces étapes indispensables. Malgré cela, des études montrent que la diminution de l'empreinte de la culture religieuse tend à diminuer l'importance de ce tabou et devrait permettre dans les années à venir une ouverture sur la thématique de la sexualité. Comme nous l'avons évoqué, la question de la sexualité chez les résidents demeure délicate. « Malgré le contexte institutionnel, les expressions sexuelles des sujets âgés perdurent. Les études centrées sur la perception des soignants, notamment celle de Navarro-Chafloque, soulignent l'intérêt des équipes pour ce sujet, la demande explicite de formation. Elles précisent encore que la sexualité est abordée plus facilement en réunion qu'auparavant » (Gérardin P. et al. 1999, p. 125).

Cette évolution dans la culture et la représentation de l'affectivité/sexualité des personnes âgées est d'autant plus difficile à envisager pour les soignants que la thématique associée au tabou leur paraît non professionnelle donc ils ne peuvent agir dans le sens de cette évolution et luttent contre elle. Autant dans bien des domaines, l'évolution de la culture personnelle vers la culture professionnelle est réalisée sans difficulté, mais pas pour ce domaine précis.

L'évolution culturelle pour les familles

Il est de coutume dans les EHPAD de réunir les familles et le résident une fois par an afin de faire un point sur la prise en charge, sur les éventuels objectifs du PVI du résident afin d'améliorer son quotidien et de permettre aux familles d'avoir une vision plus complète de la vie quotidienne de leur parent dont ils ne peuvent plus prendre soin chez eux. L'EHPAD est un relais pour les familles qui ne sont pas ou plus en mesure de prendre soin de leur parent, et il apparaît cette nécessité d'avoir un retour de ce relais pour se rassurer sur le bien-être de leur parent. Cette réunion annuelle leur permet donc d'exprimer ce contrôle sur la prise en charge de leur parent. Mais tous les domaines de la qualité de vie du résident ne peuvent être abordés. Les domaines qui restent dans une dimension intime du résident doivent être préservés de la famille au même titre que des soignants. Il paraît absolument inconvenant de leur parler des éventuels rapprochements affectifs et désirs sexuels exprimés par leurs parents, ou des actes qui auraient pu être observés par les soignants. De fait, envisager une sexualité de ses parents ou grands-parents paraît totalement inimaginable, comme le dit (Lefebvre des Noettes & Gauillard, 2015, p. 742) : « Imaginer nos parents avoir des relations sexuelles est difficile [...] Mais imaginer nos grands-parents faire l'amour est quelque chose d'impensable, d'obscène (c'est-à-dire hors de la scène), de tourné en dérision ».

La famille est souvent sollicitée pour des décisions médicales lorsque le résident n'est plus cognitivement en mesure de prendre des décisions. Bien souvent dans ces cas-là, des procédures de mise sous tutelle sont d'ailleurs envisagées afin de fluidifier cette intervention d'autrui dans des interventions personnelles au résident. Mais jusqu'où est-il possible d'envisager cet appel à la famille ou tuteur pour des questions de vie affective et sexuelle. Pour cette thématique qui, dans le passé, n'avait très probablement pas été abordée par le résident lui-même avec cette famille. L'intimité reste une particularité personnelle du résident au-delà de sa démence ou de son état de santé. La réglementation indique dans (Avis sur l'effectivité des droits des personnes âgées, 2013) : « Le personnel n'a donc pas le droit de s'y opposer. Si la famille peut être informée de la vie affective de la personne âgée, son accord n'a pas à être recueilli ».

L'article 4 : une personne âgée « doit être protégée des actions visant à la séparer d'un tiers avec qui, de façon mutuellement consentie, elle entretient ou souhaite avoir une relation intime ».

Encore une fois, l'affectivité et la sexualité des résidents se maintiennent dans l'intimité du résident, il choisit avec qui il veut la partager.

La transculturalité

Il a été vu plus haut que la culture évolue à la rencontre de cultures différentes de la sienne. En effet, sa propre culture n'est pas forcément « la bonne » et qu'est-ce que la bonne culture ? C'est en cela que le soignant ne peut exercer dans une réflexion ethnocentrique. L'ethnocentrisme signifie, pour tout être humain, que sa propre façon de penser et d'agir est la meilleure, la plus appropriée et la plus naturelle. Cette tendance veut que des croyances, différentes de sa propre culture, soient bizarres, étranges et qu'elles soient par conséquent « pas correctes ». Or il s'agit ici du principal obstacle à la prestation de soins ouverts à la culture. Notre culture, nos valeurs, nos normes ne sont valables que pour une personne, une famille, un groupe ou une collectivité, il est donc nécessaire de se sortir de cet ethnocentrisme pour exercer une profession portée vers autrui.

Faire évoluer sa culture, se cultiver nécessite d'accéder à de nouvelles informations, de nouveaux savoirs, quel que soit le biais de l'obtention de l'information. Toutes ces sources de savoirs vont permettre de « traverser, franchir ou entrecroiser sa propre culture avec une autre » selon Purnell (Coutu-Wakulczyk G., 2003, p. 35). Et il ajoute : « Toute interaction avec des personnes d'une autre culture devient automatiquement un pas vers la diversité culturelle ». Le groupe sociétal formé par les soignants a reconnu l'influence forte de la diversité culturelle dans le milieu professionnel. D'ailleurs, « Les sciences infirmières ont depuis longtemps mis l'accent sur l'importance de fournir des soins consciemment adaptés à la culture et respectueux des différences individuelles, tout en intégrant les valeurs uniques et les habitudes de vie aux modes de prestations de soins de santé » (ibid, p. 35).

Ce respect des valeurs culturelles se retrouve par exemple dans le respect des interdits alimentaires religieux (repas sans porc, sans viande), une adaptation des soins, quand cela est possible, face au refus de transfusion ou même d'injection/perfusion (vu en EHPAD notamment). Le milieu de la santé tourné vers l'Autre exprime cet altruisme même à travers le respect de sa culture. A travers cette transculturalité, les soignants démontrent qu'ils ont conscience de leur propre culture, mais aussi l'existence et le respect de la culture de l'Autre. Ce sont les premières étapes qui vont amener les soignants vers la compétence culturelle.

La compétence culturelle

Cette compétence culturelle a été portée notamment par deux auteurs que sont Purnell et Leininger qui ont développé cette compétence dans le milieu du soin. L'acquisition de la compétence culturelle permet au soignant d'apporter des soins en accord avec la culture du patient. Pour cela Purnell a défini plusieurs étapes :

(Coutu-Wakulczyk G., 2003, p. 34) « Dans le modèle transculturel de Purnell, la compétence culturelle signifie :

1) devenir conscient de sa propre existence, de ses sensations, de ses pensées et de son environnement sans laisser transparaître l'influence suppose de sources extérieures,

2) démontrer une connaissance et une compréhension de la culture du client,

3) accepter et respecter les différences culturelles,

4) et adapter les soins de façon congruente avec la culture du client ».

Tout ceci nécessite un investissement du soignant dans la réflexivité. Déjà dans un premier temps dans la prise de conscience de sa propre culture. Cette prise de conscience n'est pas innée et les personnes n'auront pas spontanément la même sensibilité et prise de conscience de leur culture. D'ailleurs, Purnell continue dans cette démarche et définit plusieurs stades d'évolution pour atteindre cette compétence culturelle : (ibid, p. 34).

1) « La personne se situe au stade de l'incompétence inconsciente ou l'absence de conscientisation quant au manque de connaissances à l'égard de l'autre culture,

2) l'incompétence consciente signifie une sensibilisation suffisante pour identifier le manque de connaissances envers la culture du client,

3) l'évolution progressive est la compétence consciente, menant à la capacité d'apprendre et de générer des éléments de la culture

susceptibles de fournir des interventions culturellement spécifiques. Enfin,

4) la compétence inconsciente mène au développement d'automatismes à la prestation de soins culturellement congruents à des clients de cultures différentes ».

L'auteur explique que ce dernier stade est difficile à atteindre d'ailleurs.

L'acquisition de la compétence culturelle nécessiterait donc une telle conscience de sa propre culture que le soignant est capable de s'en détacher pour se consacrer à la culture de l'autre. Il a été vu que les cultures des uns et des autres sont différentes, raison pour laquelle il est nécessaire de s'extérioriser de sa propre culture pour accueillir celle de l'autre. Il est nécessaire de combattre l'ethnocentrisme et de considérer que chaque culture est bonne pour celui qui la porte. De même, la compréhension de la pluridimensionnalité de la culture est primordiale. Tout domaine culturel renvoie à des façons de le penser, le représenter propre à chacun. Les domaines de la culture sont donc infinis et doivent tous être pris en compte lors de l'adaptation des soins. Leininger a mis au point un modèle sunrise qui permet au soignant d'adapter ses soins aux domaines culturels du patient. Les soins institutionnels, définis par la science, protocolisés, sont ensuite passés à travers le prisme des domaines culturels du patient. Il s'agit d'une validation finale du protocole en lien avec le patient lui-même. L'utilisation de cette échelle permet au soignant d'adapter ses soins avec la compétence culturelle : « La compétence culturelle consiste à obtenir, intégrer et appliquer les connaissances relatives à la culture. La compétence culturelle est essentielle pour délivrer une bonne prise en charge et améliorer la qualité des soins » (Ansuya, 2012, p. 5). Ce modèle permet notamment : « d'accepter et de respecter les différences culturelles, être à l'aise avec les rencontres culturelles, adapter les soins pour être en harmonie avec la culture du client » (Ibid. p. 5).

Le soignant étant désormais dans une posture d'adaptation des soins avec l'application de la compétence culturelle, cela lui permet de répondre à la problématique soulevée, à savoir considérer le bien-être affectif et sexuel des résidents d'EHPAD. Pour le domaine de l'affectivité et sexualité, il n'existe pas de règle établie, de protocole qui pourrait être adapté au patient. Le résident aura sa propre culture dans le domaine de la sexualité qu'il aura ou non exprimée. Dans ce domaine, l'établissement est certes garant de la sécurité des patients, mais l'objectif principal reste le bien-être du résident.

Cette adaptation des soins dans ce domaine non protocolisé, doit entrer dans une phase de réflexion au préalable dont le bien-être du résident doit être le sujet. Ce type de réflexion est qualifié de réflexion éthique car non tournée vers l'Institution, mais vers le patient.

2. L'éthique

Le terme d'éthique est loin d'être universellement compris par tous. C'est un domaine qui a souvent tendance d'ailleurs à être confondu avec la morale.

Éthique et morale

La morale a été abordée dans le volet précédent de la culture. Il a été défini que la morale est l'ensemble des règles exprimées par les différents domaines de la culture. La morale est d'ailleurs beaucoup associée au domaine de la religion. La morale est souvent liée à une obligation, une règle à suivre. « C'est par convention que je réserverai le terme « d'éthique » pour la visée d'une vie accomplie sous le signe des actions estimées bonnes, et celui de « morale » pour le côté obligatoire, marqué par des normes, des obligations, des interdictions caractérisées à la fois par une exigence d'universalité et par un effet de contrainte » (Ricœur, 1999, p. 258). De cette morale, l'éthique va pouvoir émerger. L'éthique que l'on pourrait voir comme une philosophie de la morale, une réflexion autour de cette morale dans l'objectif d'évolution de la culture. L'éthique est la visée de la vie bonne, elle se confronte à ces normes, à cette morale de la vie en société, etc. Puis, après la confrontation, arrive un moment de décision qui risque de transgresser la norme, mais une transgression responsable qui peut être justifiée. D'abord l'éthique vient en amont de la norme. Puis l'éthique devient une réponse à cette norme dans l'instant t, sur une situation précise. Éthique et morale s'utilisent l'une l'autre : l'éthique s'inspire de la morale et la morale peut changer grâce à l'éthique.

L'éthique et la morale sont très liées, raison pour laquelle il paraît évident qu'il est nécessaire d'avoir identifié sa propre culture et morale pour entrer dans une réflexion éthique. Cette réflexion éthique s'inspire de notre propre morale, se nourrit de la morale des autres, et enfin aboutit à une réflexion éthique pour le résident et qui pourra, peut-être, modifier notre propre morale.

Pourquoi l'éthique ici ?

La réflexion éthique intervient là où les protocoles, processus, règlements s'arrêtent. Dans les domaines trop spécifiques pour pouvoir être généralisés.

« L'éthique est la visée de la vie bonne avec et pour autrui dans des institutions justes » (Ricoeur P., 1999, p. 5). « Plus que de permettre de discerner entre le bien et le mal, elle amène à choisir entre plusieurs formes de bien, voire le moindre mal. Elle repose sur la réflexion, les qualités humaines et l'ouverture. Elle fait aussi progresser l'universalité et la sollicitude envers tout autre que soi » (Ibid.). Selon le Comité d'orientation stratégique et du Conseil scientifique de l'Anesm (2010, p. 19). « La réflexion éthique vise à faciliter une prise de décision « juste », dans une situation donnée à un moment donné ».

La démarche éthique est « de poser l'ensemble d'un problème avant de pouvoir délibérer et donc de réfléchir éthiquement, ce qui n'est pas pour autant la garantie de trouver la solution au problème posé par la situation » (Gilioli, 2015, p. 97). La problématique devra donc être étudiée sous toutes ses formes, de façon éthique pour y apporter des pistes de résolution de problème.

Qui participe à la réflexion éthique ?

Elle est le fruit d'une réflexion collective, d'échanges et de débats. Dans la mesure où il s'avère nécessaire pour son bien-être ou pour sa sécurité d'aborder la sexualité du résident, le soignant doit être en capacité de prendre de la distance avec tous ses a priori, ses affects, ses idées, et finalement sa culture pour accéder à une réflexion éthique de la problématique. Comme le rappellent Giami et Ory (2012, p. 145) dans leur étude bibliographique, « quelles que soient les démonstrations affectives et sexuelles, le soignant doit toujours avoir une attitude de neutralité bienveillante et ne pas juger ». Ne pas juger, car la réflexion éthique repose justement sur cette neutralité à atteindre avant de pouvoir réfléchir à une situation qui peut être problématique. Lorsqu'une situation demande une réflexion entre soignants, celle-ci doit se confronter aux cultures, pensées, émotions de chacun d'entre eux. Si les soignants ne se positionnent pas dans une attitude de transculturalité, et que leurs convictions entrent dans la réflexion, alors à aucun moment il ne pourra y avoir ne serait-ce qu'une once de cheminement vers une hypothétique solution. Par nature, chacun a ses propres idées liées à sa culture : son éducation, sa religion, et ses opinions, mais lorsqu'il s'agit d'un patient, ce qu'il faut prendre en compte est sa culture : son éducation, sa religion et ses opinions or celles-ci lui sont propres (au patient). Même s'il était envisageable que ce dernier en fasse part aux soignants, il ne s'agirait que d'une infime partie de l'ensemble de ses pensées. Il est clairement établi que la réflexion éthique doit être menée en dehors de toutes les pensées et émotions des soignants. « La réflexion éthique suppose surtout de ne pas se laisser entraîner, voire submerger par l'émotion qui, par nature, nous empêche de réfléchir » (Gilioli, 2015, p. 29), d'où la nécessité d'une recherche de neutralité. Le rôle des soignants est de faire en sorte que l'EHPAD, lieu de vie, permette au résident de vivre selon ses habitudes dans un respect de la vie en collectivité et en sécurité. La réflexion ouverte face à une problématique doit donc répondre à ces objectifs : respect du collectif et sécurité du patient. Tous les avis des personnels concernés doivent être pris en compte. Notamment les aides-soignants et agents hôteliers qui ont tendance à se taire. La réflexion éthique est en fait la confrontation des cultures, morales de chacun ainsi que celle du résident quand il a pu ou voulu l'exprimer afin de parvenir à un consensus le mieux pour le résident.

L'intérêt de la réflexion éthique est justement une unité dans la réponse apportée au patient à la suite d'une problématique. De même, si une approbation est prise en collectivité, il est nécessaire que chaque acteur qui peut entrer en contact avec le patient en soit informé afin d'agir en conséquence. Cette réflexion éthique aura été menée par une équipe dans l'objectif de faire au mieux pour le patient.

Quand la réflexion éthique s'organise- t- elle ?

Elle est une démarche active qui peut et doit évoluer dans le temps et suivant les situations. Une réflexion éthique portée sur un couple de résidents formé au sein de l'EHPAD n'aura pas la même finalité pour un autre couple de résidents formé dans les mêmes conditions. Les individus sont différents, dans un cas, les résidents pourraient avoir toutes leurs capacités cognitives et être parfaitement conscients de leurs actes et de leurs sentiments. Alors que dans une autre situation, un des résidents ayant des troubles cognitifs pourrait se tromper sur la personne et penser que son partenaire est son mari par exemple. Dans ce cas, la réflexion éthique aboutirait peut-être à accompagner le résident dans l'identification de la personne avec qui elle est afin qu'elle puisse agir en toute connaissance de cause. De même, si l'état de santé d'un résident se dégrade, il est tout à fait envisageable de s'interroger sur les recommandations éthiques décrites auparavant et de rouvrir une discussion sur la problématique précédente.

La réflexion éthique se réalise sur un temps dédié, en dehors de l'action. Elle ne peut s'envisager à un moment de transmissions ciblées au détour de la description d'une situation sans qu'il n'y ait de préparation. Cette réflexion doit pouvoir se poser dans un moment calme, dans un lieu propice à la réflexion et un moment planifié afin que chaque participant puisse se préparer à cette réflexion, s'interroger sur sa propre culture vis-à-vis du sujet. La distance permet aussi de se sortir de l'émotion de la situation et pouvoir prendre part à la réflexion dans une attitude plus neutre. De plus, dans certains cas, comme l'exemple cité en introduction (deux résidents de l'unité Alzheimer, avec de sévères troubles de la mémoire, surpris à plusieurs reprises avoir des relations sexuelles), cette distance s'avère nécessaire pour engranger suffisamment de données afin d'enrichir la discussion. En effet, cette réflexion éthique concerne le résident, il est donc nécessaire face à une problématique d'essayer d'obtenir de sa part ses propres mœurs, morale et culture vis-à-vis de la situation. En l'occurrence, pour ces deux résidents ne pouvant communiquer (l'un ne parlant que vietnamien et l'autre en incapacité de dialoguer du fait de la pathologie), il a fallu pour les soignants, développer une stratégie d'observation des comportements afin d'identifier grâce à une échelle d'étude des comportements si les faits étaient ou non consentis. Ce sont ces observations qui ont permis d'étayer la réflexion éthique. De la même façon, il est utile que chacun ait pu avancer dans ses réflexions personnelles, pour permettre à ce temps de réflexion commune de ne pas prendre un temps trop long dans l'emploi du temps chargé des acteurs du soin. Si les réflexions éthiques devaient prendre un temps trop long, les acteurs du soin ne seraient plus intéressés à y participer et cela perdrait tout son sens.

Comment s'articule- t-elle ?

Enfin, elle est rarement directive, elle est suggestive. Elle amène à formuler les questions de manière à permettre à chacun de trouver la réponse la mieux adaptée, dans une situation donnée, au respect et au bien-être de l'autre. Ce qui résulte de cette réflexion éthique, ce sont des recommandations pour le bien-être du résident.

Au final, cette réflexion éthique est menée en collectivité, partagée avec tous les acteurs, à un moment propice, dans l'objectif d'apporter autant que possible des solutions à une problématique particulière et dans un objectif d'y répondre au mieux pour le résident.

3. La posture du cadre de santé

Le questionnement interroge sur le rôle du cadre dans l'accompagnement de cette considération de l'affectivité sexualité. Ce qui suit va permettre de définir en quoi les missions du cadre permettent d'acquérir cette compétence culturelle afin d'aborder la réflexion éthique sur l'affectivité et sexualité des résidents.

Gestionnaire des compétences

Le management des compétences consiste à être soucieux pour le cadre de santé de l'adéquation entre les compétences des collaborateurs et le projet de service. L'exemple de l'EHPAD dans cette étude va centrer son projet de service sur l'existence d'un PVI des résidents et sa mise en œuvre efficiente par les collaborateurs. S'il est mis en évidence que la problématique de l'affectivité sexualité des résidents est insuffisamment prise en considération, il revient au cadre de santé de prendre le recul nécessaire pour évaluer quelles sont les compétences faisant défaut aux collaborateurs pour répondre au mieux au projet de service et mettre en place un plan de formation en lien avec ces recherches de compétences. « Ce qui importe c'est de considérer qu'une politique de gestion et de développement des compétences dans une entreprise doit nécessairement veiller à la cohérence entre l'organisation du travail et la définition des compétences requises » (Le Boterf G., 2002, p. 2). La place du cadre est idéale pour ce type de mission, car il a cette faculté de prendre le recul nécessaire pour analyser la situation et signifier les éléments déficients pour atteindre les objectifs. Les évaluations annuelles des collaborateurs lui permettent de dresser un plan des compétences existantes au sein du service.

La compétence se décline en plusieurs critères. Dans un domaine particulier, la compétence est un combinatoire d'un savoir, savoir-faire, savoir être, mais également savoir agir. Le savoir s'acquiert à partir de la formation, ce sont les données théoriques pour cette compétence. Le savoir-faire correspond à l'actualisation concrète de la compétence. Le savoir être est la posture à adopter pour acquérir la compétence. Et le savoir agir en situation va permettre de développer une polyvalence dans cette compétence, les prises d'initiatives, la construction de schèmes d'action face aux situations au sein de la compétence. Une compétence est considérée comme acquise une fois que le combinatoire de ces différents savoirs est atteint. « Il ne suffit plus seulement d'être capable d'exécuter le prescrit, mais d'aller au-delà du prescrit » (Le Boterf, 2002, p. 2).

Manager l'équipe

La pluralité culturelle d'un service de soins au cours de la réflexion éthique implique la présence d'un fédérateur. Si l'ensemble des collaborateurs impliqués dans cette réflexion éthique avaient tous une maîtrise de la compétence culturelle, ce besoin de cohésion d'équipe ne se ferait pas ressentir. Mais devant le nombre de collaborateurs, ainsi que les mouvements des ressources humaines incessants, il est évident que cette maîtrise de la compétence culturelle ne peut jamais être atteinte. Il est donc nécessaire que la réflexion éthique soit accompagnée pour que le dialogue puisse être réalisé dans le respect de la culture de chacun et surtout de la culture du résident. Le cadre tient ce rôle de fédérateur, accompagnateur. Et comme cela est repris dans le rapport de De Singly (2009, p. 28) : « il s'agit principalement d'un travail d'explicitation, de conviction, de négociation, de compromis et de création de consensus qui requiert le sens du dialogue, de la parole et de la communication ». Le cadre est présent pour favoriser les conditions idéales pour cette réflexion éthique.

Il est important de comprendre ce concept très important d'accompagnement que l'on retrouve sous différentes formes dans le travail de cadre de santé. Dans un premier temps, étudions-le dans ses origines : « à l'origine du terme accompagnement dans le monde de l'éducation, nous trouvons le pédagogue qui dans l'Antiquité (à Athènes) était l'esclave qui accompagnait les jeunes vers le savoir. L'accompagnement résultait du chemin (trajet) fait ensemble en vue de faciliter l'accès au savoir sans intervenir dans la relation au savoir » (Demol J-N., 2009, p. 6). Et comme Demol, si nous continuons avec l'étymologie du mot : le préfixe « ac » qui signifie direction, convergence ; et « cum » qui signifie avec, « on comprend dès lors qu'il n'est nullement question de fusion, mais d'engagement réciproque pour un objet ou un problème qui offre de la résistance et que l'on ne peut résoudre seul », nous allons ensemble, accompagnant et accompagné, dans la même direction et pour le même but à atteindre. Mais la position de l'accompagnant est très importante à nuancer, (Le Bouëdec G, 1998, p. 61) : « On ne dirige pas celui qu'on accompagne, on ne lui indique ni vers ni comment il doit marcher ; nul contrat, nulle vérification, nulle rectification ; simplement marcher « à côté de lui », que nous pouvons compléter avec les propos de Demol (2009) : « L'accompagnement concerne des situations où il y a un acteur principal, qu'il s'agit de soutenir, protéger, honorer, aider à atteindre son but ». L'accompagnant n'est pas présent pour faire à la place ni pour dire comment il faut faire, mais il a réellement une relation d'aide, de soutien, raison pour laquelle Le Bouëdec insiste sur le fait que l'accompagnateur est à côté et non pas devant comme celui qui dirige qui donne une direction ou derrière comme celui qui suit, contrôle. Et finalement l'objectif à atteindre dans le milieu professionnel est de pouvoir accompagner le novice afin qu'il acquière un savoir être, savoir faire, savoir agir par des expériences tout en étant soutenu. Comme le souligne Le Bouëdec (1998, p. 61) : « Il faut, dès lors, de la part de l'accompagnant, une disponibilité absolue, une présence qualitativement sans défaillance : sorte de fonction maternelle permettant au patient, au récitant ou au novice de lâcher prise, de se laisser porter, et peut-être de vivre d'ultimes ou de nouvelles expériences fondatrices ». Voilà donc le rôle du cadre de santé : accompagner, guider, être aux côtés des soignants du service pour qu'ils soient en mesure de vivre de nouvelles expériences. Le cadre de santé n'a pas pour unique rôle de contrôler le bon respect des fonctions des soignants, des protocoles, il est également présent pour accompagner ces soignants dans des expériences nouvelles. Des expériences qui n'auraient pas forcément été abordées lors de leur formation, au moment où ils étaient accompagnés par leur formateur, leur accompagnateur de formation. Le cadre de santé prend ce relais dans le service de soins. Aider les soignants à prendre de la distance, à appréhender les problèmes ou expériences de haut niveau, à ne pas céder à l'emportement, aux raisonnements trop précipités et non réfléchis. Le cadre de santé est le fédérateur qui a pour rôle cet accompagnement dans cette réflexion éthique.

Il a été démontré à travers ces différentes définitions de concepts, que cette affectivité sexualité de la personne âgée, bien que naturelle et normale dans un lieu de vie telle que l'EHPAD (tant qu'elle ne perturbe pas la vie en collectivité), est une thématique du caractère intime pour laquelle la réflexion et la discussion dans une approche éthique paraissent entravées. Le cadre de santé, représentant de l'accompagnement, de guide, doit pouvoir faire tomber ces entraves. Mais par quels moyens peut-il y parvenir ?

Dans quelle mesure le cadre de santé peut-il fédérer une équipe soignante dans une démarche de réflexion éthique pour que la dimension affective et sexuelle des résidents d'EHPAD soit intégrée au PVI ?

Les éléments conceptuels abordés précédemment permettent d'avancer quelques hypothèses à la résolution de cette problématique :

- La connaissance et l'acquisition de la compétence culturelle sont nécessaires aux soignants pour aborder la thématique de l'affectivité sexualité des résidents ;
- l'affectivité et sexualité des personnes âgées abordée dans le PVI nécessite une réflexion éthique adaptée à chaque situation, de la part de l'équipe soignante ;
- c'est par le biais de sa fonction dans la gestion des compétences des soignants que le cadre de santé peut les guider vers l'acquisition de ces compétences (culturelle et réflexion éthique) ;
- Le rôle fédérateur du cadre de santé est nécessaire pour le bon déroulé d'une réflexion éthique en équipe pluridisciplinaire.

4. Visées pragmatiques

Afin de tester ces hypothèses ou bien de les réfuter, une enquête a été organisée auprès de différents personnels d'EHPAD dont voici les résultats.

Dans un premier temps, le caractère tabou de l'affectivité et sexualité des résidents s'est confirmé par un nombre très faible de répondants au regard de la population visée. Cette enquête a révélé que pour faciliter la prise en charge de sujets qui peuvent heurter, il est nécessaire d'avoir abordé au préalable une réflexion sur lesdits sujets. Pour être capable de réagir face à cette affectivité sexualité des résidents sans être bloqué par un tabou, être déjà passé au-delà de ce tabou lors des réflexions préalables afin d'être en capacité d'apporter une réponse réfléchie et adaptée lorsque l'événement survient. Ce qui est intéressant au détour de cette enquête est que ce domaine de l'affectivité sexualité considéré comme tabou, relevant de la sphère intime, finit par devenir un sujet d'intéressement pour une formation à venir. Il en ressort le sentiment que durant même la rédaction des réponses à ce questionnaire, les sujets ont été amenés à porter une réflexion et faire évoluer leur point de vue.

Cette enquête a également révélé le défaut d'acquisition de compétences concernant la transculturalité et la compétence culturelle, ainsi que la réflexion éthique. Or, ce sont des compétences qui paraissent absolument primordiales dans un contexte de lieu de vie dans lequel les résidents vont pouvoir évoluer durant plusieurs années. Les interrogés ne sont pas non plus totalement incompétents dans ces domaines. Ils ont su démontrer, sous couvert d'un esprit professionnel, d'une grande neutralité, de prise de recul. Ils ont également été capables de développer une forme de compétence culturelle dans le sens où ils sont capables d'accepter et de respecter les différences culturelles (même s'ils ont encore des difficultés à les identifier). Malgré cela, ils ne sont pas en capacité d'adapter les soins de façon congruente avec la culture du résident. Mais ils sont parfaitement conscients et désireux d'avoir une prise en charge globale du résident, qu'ils ont tous une culture différente et que leurs réflexions pour aboutir à cette prise en charge globale ne pourra être acceptée de tous. Le fruit de cette réflexion, en l'occurrence éthique, est le respect de la culture du résident et choisir ce qu'il y a de mieux pour lui. Finalement cette considération de l'affectivité et sexualité du résident dans le PVI ne doit pas être intrusive, mais nécessite à chacun des soignants d'y être sensibilisé pour pouvoir être attentif au quotidien aux signes nécessitant de leur part une participation pour être en adéquation avec les souhaits, désirs du résident.

Enfin les rôles du cadre accompagnateur, gestionnaire des compétences et fédérateur pour la cohésion d'équipe ont été retrouvés.

Quelques pistes d'accompagnement

Au commencement de ce travail de recherche, il était question de comprendre quels pouvaient être les freins à la communication autour de l'affectivité et la sexualité des personnes âgées en EHPAD. Ce qui empêchait les collaborateurs d'entrer dans une réflexion pour accompagner le résident dans ce domaine. Autant leur professionnalisme est apparu lors d'entretiens exploratoires quant à leurs responsabilités dans la sécurité des résidents, dans la préoccupation du consentement de chacun. Pourtant, leur définition du professionnalisme paraissait s'arrêter à ces seuls aspects de la problématique. Pour eux, cette affectivité et sexualité des résidents devaient rester de l'ordre de l'intimité de ces derniers et les moindres démonstrations non contenues étaient apparentées à des troubles du comportement dont ces soignants pouvaient être « victimes ». Dans aucune situation, ce domaine culturel des résidents n'était abordé dans le PVI de ces derniers. Et finalement ces freins ont été identifiés par les recherches conceptuelles. Les soignants se considèrent professionnels lorsqu'ils adaptent une partie de leurs soins à la culture des résidents et développent une certaine forme de compétence culturelle. Malheureusement cette dernière ne peut être maîtrisée dans la mesure où le concept de culturalité et de transculturalité leur sont méconnus.

Ils tentent d'accompagner le résident dans son PVI sans pour autant en connaître tous les contours. Le PVI du résident tend à refléter sa culture dans son intégralité en fonction des informations diffusées par le résident et son entourage. Par conséquent, il existe déjà dans la retranscription de PVI des omissions de certains domaines de la culture du résident. Si les soignants en parallèle occultent ou du moins ignorent certains domaines de cette culture également de leur côté. Il en ressort que le PVI ne peut être qu'un reflet très limité de la culture du résident et par conséquent la prise en charge du résident ne peut être que partielle. Ce défaut de prise en charge pourrait être perçu comme un manque de professionnalisme. Alors que ce dernier est totalement inconscient et n'est que la finalité d'un défaut de compétence.

Dans les derniers référentiels de formation des différents professionnels (IDE, AS, diététicien…), la notion de transculturalité est abordée. Les plus anciens professionnels n'ont pas pu bénéficier de cet apport et quand bien même, il est évident que si de tels apports ne sont pas initiés régulièrement, ces connaissances tendent à disparaître. La preuve en a été faite lors de l'enquête principale où il a été clairement avéré que les soignants interrogés n'avaient absolument pas conscience de la pluralité thématique de la culture (la leur et celle de l'Autre). Il est nécessaire d'offrir un plan de formation permettant de rappeler ces notions primordiales pour les soignants et surtout pour une prise en charge congruente avec la totalité de la culture des patients.

L'acquisition de cette compétence culturelle est primordiale pour l'adaptation des soins à la culture du patient. En effet, les soins répondent à des protocoles, des règles définies afin d'en garantir la sécurité et la qualité. Il n'en demeure pas moins que ces derniers peuvent être adaptés au-delà de ces règles à la culture du résident. Et évidemment pour les soins non protocolisés, qui ne répondent pas à des règles strictes et qui font appel à une réflexion des soignants, cette compétence culturelle est d'autant plus importante pour garantir à cette réflexion éthique une adaptation des plus proches des attentes du patient, ce qui est la définition même de la réflexion éthique.

La formation proposée par l'IFCS a pour ambition de faire un lien entre le travail de cadre de santé et celui d'ingénieur de la formation de l'adulte. Et cela prend tout son sens notamment dans cette étude. Le cadre de santé est le gestionnaire des compétences de ses collaborateurs, il est l'interlocuteur en première ligne pour observer les compétences de chacun et accompagner les collaborateurs vers l'acquisition de nouvelles compétences à travers les plans de formation pour atteindre le stade de professionnalisation. C'est cette notion de professionnalisme qui pourrait être intéressante à développer, car il est évident que cette notion n'a pas la même signification pour les collaborateurs que pour les cadres or, l'objectif est qu'elle soit conjointe. Cette gestion, évaluation, développement des compétences pour aboutir à un professionnalisme, ce sont ici des notions importantes à définir ensemble, cadre et collaborateur. Une autre ouverture à ce travail pourrait être envisagée en transposant cette thématique de l'affectivité sexualité en EHPAD vers tous les établissements accueillant des patients ou résidents sur du long terme tels que les Maisons d'Accueil Spécialisées ou hôpitaux psychiatriques. D'autant plus que ces types d'établissements accueillent une population dont la moyenne d'âge est plus faible et pour laquelle le tabou autour de la sexualité est moindre.

« DE L'OMBRE À LA LUMIÈRE »

POSTFACE

« L'OBSCURITÉ EST UN LIEU, LA LUMIÈRE EST UNE ROUTE. »
DYLAN THOMAS / ÉCRIVAIN, POÈTE GALLOIS (1914 - 1953)

Sylvie Forsoni

À la lecture de ces écrits, j'ai découvert ou plutôt redécouvert le parcours parfois sinueux, voire chaotique, du cadre apprenant. Chaque lecteur, je l'espère, aura trouvé matière à réfléchir sur l'accompagnement de l'être humain vers la connaissance en toute bienveillance. En refermant ce livre, le choix du titre « De l'ombre à la lumière » m'est apparu comme une évidence. Passer de l'obscurité à la lumière semble être un chemin semé d'embûches et de doutes pour certains, plus linéaire pour d'autres. Il suffit parfois d'une rencontre, d'un échange, d'une ouverture à l'autre ou encore d'un itinéraire bis pour arriver tout simplement à la connaissance. « La lumière » laisse entrevoir le chemin qu'il faut emprunter pour sortir de la zone d'incertitudes. Mais ce parcours peut être difficile et contraignant.

Comment ne pas faire référence à « L'allégorie de la caverne de Platon » qui nous révèle un point fondamental : **« la connaissance nécessite l'apprentissage »** et nul ne peut l'atteindre seul. « Imagine un antre souterrain, très ouvert dans toute sa profondeur du côté de la lumière du jour ; et dans cet antre des hommes retenus (…). La lumière leur vient d'un feu allumé à une certaine distance en haut derrière eux. Entre ce feu et les captifs s'élève un chemin, le long duquel imagine un petit mur semblable à ces cloisons que les charlatans mettent entre eux et les spectateurs, et au-dessus desquelles apparaissent les merveilles qu'ils montrent »[1].

« Aller vers » pour sortir de l'obscurité vers la lumière. Mais ce voyage n'est pas synonyme de quiétude bien au contraire, il peut engendrer de la peur, de la souffrance ou tout simplement des doutes ainsi que des incertitudes. D'ailleurs, ce périple nécessite non seulement une prise de recul et sans doute une introversion, mais également une réflexion éthique sur les expériences passées afin qu'elles nous aident à construire nos expériences futures. Ainsi,

---

1 Platon. (1834). La République, trad. Victor Cousin. Livre VII, 514a-517a. Paris : Flammarion.

qu'avons-nous appris de notre vécu ? Et que pouvons-nous en retenir ? Comment se servir du passé pour construire l'avenir ?

« Le principe général reste celui d'une adaptation active à l'environnement : la connaissance est un instrument d'adaptation à des situations nouvelles »[2].

En tant que Directeur des soins, comment ne pas être sensible au bien-être de l'étudiant, de l'élève ou encore du cadre apprenant. Comment ne pas être touché par le courage et l'engagement des futurs cadres dans un contexte de tensions permanentes. Sortir de « la caverne », de l'ignorance selon Platon, pour se confronter à la vérité[3]. Celui qui ne sait pas semble privé de liberté et s'enferme dans le monde virtuel et idéalisé où la connaissance illusoire est prise pour la réalité. Ainsi, le directeur des soins guide les apprenants en « les sortant de la caverne » et en les orientant sur le bon chemin, leur permettant ainsi l'accès à la connaissance.

Partir du réel et de situations concrètes pour se projeter est un postulat mis en lumière par les pragmatistes. Ce courant philosophique qu'est le pragmatisme, porte le fait que la connaissance est un outil permettant à l'homme de s'adapter en permanence : « L'homme doit être envisagé comme un organisme vivant dont le but principal est de s'adapter à un environnement lui-même dynamique, et la connaissance, comme un outil, un instrument, favorisant cette interaction »[4].

À la lecture des différents exposés et témoignages des cadres de santé, on prend conscience du besoin d'adaptation permanente de l'être humain. Un passage de l'ombre à la lumière pour exister en tant que tel. Dans un contexte de tensions permanentes et un système de santé en pleine mutation, la relation à l'autre change avec un besoin de coopération et de décloisonnement de plus en plus prégnant entre les acteurs. Cet esprit d'ouverture à l'autre semble nécessaire aujourd'hui pour accompagner le changement, s'adapter et affronter ensemble les aléas de la vie. Nous traversons tous des périodes de doutes, des zones d'ombres, mais qui semblent nécessaires pour avancer, s'affirmer et légitimer sa position. L'identité professionnelle se construit progressivement à travers l'apprentissage, mais parfois les cadres de santé se retrouvent dans des postures inconfortables. La période de faisant fonction

2 Stéphan Galetic, John Dewey et la pédagogie par l'expérience, www.philocite.eu, 2009.

3 Platon. La République. trad. Victor Cousin Livre VII, 514a-517a, Paris : Flammarion. 1834.

4 Stéphan Galetic, John Dewey et la pédagogie par l'expérience, www.philocite.eu, 2009.

illustre bien ces moments d'incertitudes et de solitude qu'il faut dépasser pour s'épanouir et construire son identité. Ainsi, le doute s'avère bénéfique puisqu'il permet la réflexion, la remise en question ainsi que la prise de recul.

Je souhaite souligner la qualité des écrits où les auteurs nous amènent progressivement à réfléchir sur nos pratiques et notre éthique professionnelle. Crozier et Friedberg à travers « L'acteur et le système »[5] définissent les piliers de l'analyse stratégique : « Acteur, pouvoir, incertitude et système ». L'organisation n'est pas une « donnée naturelle », mais un « construit social »[6]. Le cadre de santé devient un acteur stratégique en tant que décideur et détient le pouvoir lorsqu'il a analysé la structure, l'environnement et les jeux des acteurs. L'accompagnement du cadre faisant fonction sous-entend avant tout une relation de confiance et doit être précédée d'une rencontre. « Avancer ensemble », suppose la définition d'objectifs communs tout en développant une dimension collective afin de donner du sens à l'action. Lorsqu'il détient entre autres l'expertise, la compétence et qu'il maîtrise la communication, le cadre de santé assoit son positionnement et son pouvoir dans l'organisation. Il sort de l'ombre, c'est-à-dire de cette zone sombre dépourvue de luminosité pour arriver progressivement vers un point lumineux : la connaissance, le monde réel, « la lumière » selon Platon. Revenôns à l'allégorie de la caverne, l'homme y est enfermé, loin du monde réel qu'il ignore finalement. Il devine simplement les ombres, ce qui biaise sa perception. Dans son exercice professionnel, le cadre de santé va progressivement suivre la lumière pour appréhender petit à petit la réalité du terrain. Il découvre un nouveau métier en situation réelle, il s'enrichit en permanence pour acquérir la connaissance nécessaire à l'exercice de sa fonction.

De même, l'approche pédagogique qu'est la réflexivité, permet à l'individu de prendre du recul, de réfléchir sur ses pratiques et d'acquérir cette culture partagée. C'est une étape nécessaire à sa construction identitaire : quel cadre je suis, quelles sont les valeurs que je souhaite véhiculer et quelle posture adopter, quelle éthique managériale ? In fine, quel cadre je serai ? Cette distanciation, le respect de l'autre à travers le partage autour des différentes cultures et religions ainsi que les réflexions collectives apparaissent comme des étapes incontournables dans l'apprentissage et l'acquisition des connaissances. « Prendre le temps », « aller vers » et « partager » pour arriver vers la compétence culturelle et collective, cependant les injonctions paradoxales peuvent plonger l'encadrement dans une posture délicate. Il doit alors s'affirmer et définir ses missions auprès de sa direction afin d'être

---

5 Crozier, M. et Friedberg, E. (1977). L'acteur et le système. Paris : Seuil.

6 Evelyne Jardin, E. (2009). A propos de l'acteur et le système. Dans Moulinat, X. (dir.) La sociologie. Auxerres : Sciences Humaines. p. 170.

reconnu et autonome. La construction identitaire du cadre de santé passerait donc par une période d'apprentissage, de doutes, de réflexivité, d'accompagnement et de coopération entre les acteurs.

Quoi qu'il en soit, les connaissances acquises par le biais de la formation sont indispensables au cadre de santé pour s'adapter et comprendre les enjeux actuels ainsi que la complexité de son environnement. « La lumière » le guide progressivement vers le chemin de la connaissance avec pragmatisme et réflexivité.

GLOSSAIRE

CNRTL : Centre National de Ressources Textuelles et Linguistiques

SEFA : Sciences de l'Éducation et Formation des Adultes

SITOGRAPHIE

https ://www.hal.inserm.fr/inserm-01379517 (article réalisé dans le cadre de l'Espace Éthique Universitaire de Lille)

http ://www.cvm.qc.ca/encephi/CONTENU/ARTICLES/DOUTE.HTM © CVM 1997

https ://drees.solidarites-sante.gouv.fr/

CNTRL : https ://www.cnrtl.fr/definition/%C3%89thique

BIBLIOGRAPHIE

Abric J-C. (2003). *De l'importance des représentations sociales dans les problèmes de l'exclusion sociale*. Toulouse : Erès « Hors collection ».

Aiguier, G., Le Berre, R., Vanpee, D., & Cobbaut, J.-P. (2012). Chapitre 8. Du pragmatisme au pragmatisme : quels enjeux pour la formation à l'éthique ? *ESKA Journal international de Bioéthique, 23*(3), p. 123-148.

Albero, B. (2019). La théorie de l'enquête : relier les pôles épistémè et praxis de l'activité. *Recherche et Formation* (92), p. 39-56.

Alla, F. et Stiegler, B. (2022). *Santé publique année zéro*. Paris : Gallimard.

Alter, N. (2010). Coopération, sentiments et engagement dans les organisations. *Revue du MAUSS*, n° 36(2), p. 347-369.

ANESM fiche repère projet personnalisé. https ://www.has-sante.fr/upload/docs/application/pdf/2018-10/fiche-repere-projet_personnalise_ehpad.pdf.

Annexe III de l'arrêté du 31 juillet 2009 relatif au diplôme d'État d'infirmier. (2009).

Ansuya. (2012). Transcultural nursing : cultural competence in nurses. *International Journal of Nursing Education, 4*(1), p. 5- 7

Ardouin, T. (2003). La formation est-elle soluble dans l'ingénierie ? Petite histoire de l'ingénierie de la formation. *Éducation Permanente, 157*, p. 13-26.

Ardouin, T. (2015). Chapitre 3. *Construire des formations professionnalisantes : une nécessaire démarche d'ingénierie. Dans : Jean-Yves Bodergat éd., Des professionnalités sous tension : Quelles (re)constructions dans les métiers de l'humain.* Louvain-la-Neuve, Belgique: De Boeck Supérieur. P. 61-77.

Arendt, H. (1996). *Considérations morales*. Paris : Rivages Poche.

Aristote. (1992). *Ethique à Nicomaque, Livre II : La Vertu.* (J. Barthélémy Saint-Hilaire, Trad.) Paris : Hachette.

Bachelard, G. (1934). *Le nouvel esprit scientifique*. Paris : Vrin.

Bachelard, G. (1938 /2004). *La formation de l'esprit scientifique*. Paris : Vrin.

Bachelard, G. (1938). *La psychanalyse du feu.* Paris : Gallimard.

Bachelard, G. (1970). *Le rationalisme appliqué*. Paris : PUF.

Bachelard, G. (2004). *La formation de l'esprit scientifique*. Paris : Vrin.

Bacon C.G., Mittelman M.A., Kawachi I., et *al.* (2003). Sexual function in men older than 50 years of age : Results from the health professionals follow-up study. *Annals of internal medicine, 139*(3), 161–168.

Balas-Chanel, A. (2013). *La pratique réflexive : un outil de développement des compétences infirmières*. Paris : Elsevier-Masson

Bardin, L. (2013). *L'analyse de contenu*. Paris : PUF.

Barus-Michel, J., Enriquez, E., et Lévy, A. (2013). *Vocabulaire de psychosociologie : Références et positions*. Toulouse : Érès.

Beauvais Azzaro, M. (2014). *La posture éthique en formation des adultes*. Paris : L'Harmattan

Beauvoir, S. de (1970). *La vieillesse.* Paris : Gallimard.

Bergère, J-M. et Chassard, Y. (2013). *À quoi servent les cadres ?* Paris : Odile Jacob.

Bernard, C. (1865/1996). *Introduction à l'étude de la médecine expérimentale*. Paris : Éditions Garnier-Flammarion.

Bernoux, P. (2015). *Sociologie du changement : Dans les entreprises et les organisations.* Paris : Points.

Bessin, M. (2009). Les âges de la sexualité. Entretien avec Michel Bozon. *Mouvements, 59*(3), p. 123-132.

Biémar, S., Charlier, É., et Jorro, A. (2017). *Accompagner : Un agir professionnel*. http ://sbiproxy.uqac.ca/login ?url=https ://international.scholarvox.com/book/88841024

Blanchet, A. et Gotman, A. (2014). *L'entretien ; L'enquête et ses méthodes.* Paris : Armand Colin.

Boitte, P., et Cobbaut, J.-P. (2012, 3). « Vers une gouvernance réflexive de la démarche éthique dans les institutions de soins ». *Journal International de Bioéthique, 23*.

Bolle De Bal, M. (2003). Reliance, déliance, liance : émergence de trois notions sociologiques. *Sociétés (80)*, p. 99-131.

Botz-Bornstein, T. (1999). Shûzô Kuki et la « philosophie de la contingence » française. Une communication unique entre l'Orient et l'Occident. *Revue Philosophique de Louvain*, 97(1), p. 113-126.

Bouchard, F., Prud'homme, J., et Doray, P. (2017). *Sciences, technologies et sociétés de A à Z.*

Bouëdec, G. L. (2007). Chapitre I. Tous accompagnateurs ? Non : il n'y a d'accompagnement que spirituel. In *Penser l'accompagnement adulte*. Presses Universitaires de France. https ://www-cairn-info.ressources-electroniques.univ-lille.fr/penser-l-accompagnement-adulte--9782130562115-page-169.htm p. 169-188.

Bougès, L.-M. (2010). À l'école de l'expérience. *Autonomie et Alternance.* Paris : L'Harmattan.

Bourdieu, P. (2001). *Science de la science et réfléxivité*. Paris : Raisons d'Agir.

Boutinet, J.-P., Denoyel, N., Pineau, G., et Robin, J.-Y. (2014). *Penser l'accompagnement adulte*. Paris : PUF.

Bozon M. (2009). *Sociologie de la sexualité*. Malakoff : Armand Colin.

Brasseur, M. (2012). L'interaction du chercheur avec son terrain en recherche action : deux cas d'accompagnement individuel des managers. *Recherches en sciences de gestion, n°89*, p. 103-118.

Bretschneider J.et Mac Coy, N. (1989). Sexual interest and behaviour in healthy 80-102 years old. *Archives of sexual behavior, 17*(2), p 09–129.

Browne, N., Deffayet Davrout, S. et Fronty, J. (2017). Pourquoi fabriquer des managers réflexifs ? *Revue internationale de psychologie et de gestion des comportements organisationnels*, Supplément HS, p.71.

Callon, M. (1986). Élément pour une sociologie de la traduction : La domestication des coquilles Saint-Jacques et des marins-pêcheurs dans la baie de Saint-Brieuc. *L'Année sociologique* (1940/1948-) p. 36, 169-208.

Callon, M., Lhomme, R., et Fleury, J. (1999). Pour une sociologie de la traduction en innovation. *Recherche et formation*, 31(1), https ://doi.org/10.3406/refor.1999.1574 p. 113-126.

Comité d'orientation stratégique et du Conseil scientifique de l'Anesm (2010). Recommandations de bonnes pratiques professionnelles *Le questionnement éthique dans les établissements et services sociaux et médico-sociaux.* p. 19.

Commission nationale consultative des droits de l'homme. (2013). *Avis sur l'affectivité des droits des personnes âgées*. Paris : Commission nationale consultative des droits de l'homme.

Comte, A. (1849/1949). *Traité de philosophie positive. T1 et T2.* Paris : Garnier.

Cousin, O. (2004). *Les cadres : entre grandeur et incertitudes.* Paris : L'Harmattan.

Coutu-Wakulczyk G. (2003). Pour des soins culturellement compétents : le modèle transculturel de Purnell, dans *Recherche en soins infirmiers, N° 72*, p 34 -47.

Covey, S. R. (2014). *Les 7 habitudes de ceux qui réalisent tout ce qu'ils entreprennent*. Éditions J'ai lu.

Covidrationnel. (2022, Février 03). *Covid et Rationalité*. Récupéré sur Le blog du #covidrationnel : https ://covidrationnel.be/

Covidrationnel. (2022, Janvier 12). *Gestion de la crise Covid-19 : il est grand temps de changer de paradigme.* Récupéré sur Le blog du #covidrationnel : https ://covidrationnel.be/2022/01/12/gestion-de-la-crise-covid-19-il-est-grand-temps-de-changer-de-paradigme/

Crozier, M. et Friedberg, E. (1977). *L'acteur et le système*. Paris : Seuil.

Crozier, M., et Friedberg, E. (2014). *L'acteur et le système les contraintes de l'action collective*. Paris : Seuil.

De Boni M. (2010). Pourquoi faut-il que nos grands-parents continuent à faire l'amour. *Slate.fr,* consulté le 2 Février 2021.

De Carvalho, A. (2021). *Le Cadre de Santé et l'émergence du « nous» inclusif du patient*. Université de Lille : Mémoire Master Ingénierie de formation.

De Carvalho, A. (2022). *Le Cadre de Santé et l'émergence du « nous» inclusif du patient*. Revue Soins Cadres, p. 46-51

De Carvalho, A. de, et Gagnayre, R. (2018). Proposition d'externalisation coopérative de l'éducation thérapeutique à partir d'une réflexion hospitalière. *Éducation Thérapeutique du Patient - Therapeutic Patient Éducation*, 10(2), 20201. https ://doi.org/10.1051/tpe/2018012

De Gaulejac, V. (2014). *La lutte des places*. Paris : Desclée de Brouwer.

De Lamater, J.et Moorman S.M. (2007). Sexual behavior in later life. *Journal of aging and health, 19*(6), p. 921–945.

De Singly, C. (2009). *Rapport de la Mission Cadres Hospitaliers*.

Delaisi de Parseval, G. (2022). *L'art d'accompagner la vieillesse.* Paris : Odile Jacob.

Demol, J-N. (1991). *Décision et vécu de formation.* Université de Tours : Mémoire de doctorat.

Demol, J-N. (1997). *Projet, orientation et évaluation.* Paris : L'Harmattan.

Demol, J-N. (1998). *Pédagogie nouvelle et alternance des MFR*. p.15-17.

Demol, J-N. (2009). Introduction. *Transformations n°2*, Université Lille. p. 5-14.

Demol, J-N. (2009). *Petite histoire et posture épistémologique.* Dans Beauvais, M. et Demol J.N. *Accompagnement en éducation et formation : regards singuliers et pratiques plurielles.* Lille, Université, TransFormations N°2, p. 5-14.

Demol, J-N. (dir.) (2022). *Produire son savoir.* Paris : L'Harmattan. P. 15-26.

Demourès G. (2006). Sexualité et démence en institution sous le regard d'une équipe en EHPAD. *NPG Neurologie - Psychiatrie - Gériatrie, Volume 6, Issue 31*. 10-14

Descartes, R. (1637/2014). *Le discours de la méthode.* Paris : Flammarion.

Dewey, J. (1929/2014). *La quête de certitude, étude de la relation entre connaissance et action.* Paris : Gallimard.

Dewey, J. (1983). *Démocratie et éducation.* Paris : L'Age d'Homme.

Dewey, J. (1993). *Logique. La théorie de l'enquête*. Paris : PUF.

Dewey, J. (2003). *Reconstruction en philosophie*. Paris : Université de Pau/Farrago/Léo Scheer.

Dewey, J. (2013). Expérience, activité, apprentissage. Dans. Bourgeois, E. *Expérience et apprentissage*. Paris : PUF, p. 13-38.

Doise, W. et Mugny, G. (1981). *L'intelligence sociale.* Paris : Inter Editions.

Dubar, C. (2000). *La socialisation*. Paris : Armand Colin.

Duneton, C. (1976). *Je suis comme une truie qui doute.* Paris : Seuil.

Dupras, A. (2007). La chambre d'intimité en institution. *Innovation et paradoxes. Gérontologie et société, 30/122*(3).

Durand G. (2012). *Sexualité et religions*. Académie des Sciences et Lettres de Montpellier.

Ermakoff, I. (2013). Contingence historique et contiguïté des possibles. *Tracés. Revue de Sciences humaines*, 24, p. 23-45. https ://doi.org/10.4000/traces.5617

Faivre, M. (2020). Accompagnement du faisant fonction cadre de santé et réciprocité formative. Dans *Coopérer et se professionnaliser*. Rusch et *al.* Paris : L'Harmattan. p. 112-125.

Formarier, M., Jovic, L., et Association de recherche en soins infirmiers (France). (2012). *Les concepts en sciences infirmières*.

Foucart, J. (2005). Relation d'aide, fluidité sociale et enjeux symbolico-identitaires. *Pensée plurielle, no 10*(2), p. 97-1 17.

Garant L. (2003). *Le Milieu de vie, avant tout une affaire de cœur*. Drummondville : CHSLD Cœur-du-Québec.

Geremia, S. (2020). *Quand l'incertitude devient source de décision pour le manager.* Dans Rusch et *al*. *Coopérer et reprofessionnaliser.* Paris : L'Harmattan.

Giami A. et Ory L., (2012). Constructions sociales et professionnelles de la sexualité dans le contexte de la maladie d'Alzheimer. Dans *Gérontologie et société 2012/1 (vol. 35 / n° 140),* p. 145 -158.

Gilioli C. (2015). *Réflexion éthique et pratiques soignantes*. Rueil Malmaison : Lamarre.

Giordan, A. (2017). *Apprendre !* Paris : Belin.

Glaserfeld, E. von (1988). *Introduction d'un constructivisme radical.* Dans Watzlawick, P. (1981). *L'invention de la réalité*. Paris : Seuil. P. 19-43.

Glouberman, S., et Mintzberg, H. (1996). *Managing the care of health and the cure of disease*. Aspen Publishers

Granger, L. (2021). *Management : la pyramide de Maslow en pratique*. https ://www.manager-go.com/ consulté le 8/03/2021.

Grimaud D., (2011). Ethique et soins. Dans *Actualité et dossier en santé publique, Haut Conseil de la santé publique*. Les Presses de l'EHESP n°77, p 3.

Grundtvig, N.F.S. (2018). *L'école pour la vie.* Paris : J. Vrin.

Guillaumin, C. (dir) (2002). *Actualités des nouvelles ingénieries de la formation et du social.* Paris : L'Harmattan.

Guillaumin, C. et *al.* (2020). *Coopération ingénieuse en formation Cadres de Santé.* Dans Rusch E. et *al.* (dir.). *Coopérer et (se) professionnaliser.* Paris : L'Harmattan. p. 27-57.

Gusdorf, G. (1968). *Les épistémologies constructivistes.* Paris : Encyclopédie Universalis, Vol. 10, p. 154-160.

Hall E.T. (1971). *La dimension cachée*. Paris : Seuil.

Hall, E. T., Petita, A., et Choay, F. (1978). *La dimension cachée.* Paris : Seuil.

Heitz, J.-M. (2013). Art et management : Une métaphorique généralisée pour approcher l'œuvre d'art et développer la créativité. *Humanisme et Entreprise, n° 313*(3), p.19-32.

Henle, P. (2004). *William James*. Fordham University Press.

Henry J. (1925) Le doute initial de l'épistémologie. In *Revue néo-scolastique de philosophie*. 27e année, Deuxième série, n°8, p. 376-388

Illich, I. (1971). *Une société sans école*. Paris : Seuil.

Jodelet, D. (1989a). Représentations sociales : un domaine en expansion. Dans : D. Jodelet (Ed.), *Les représentations sociales* Paris : PUF. (1989b). p. 31-61.

Kaddouri, M. (1999). Innovation et dynamiques identitaires. *Recherche et formation, n°31*, p. 101-112.

Kaddouri, M. (2019). Les dynamiques identitaires : une catégorie d'analyse en construction dans le champ de la formation des adultes. *Savoirs, n°49,* p. 13-48.

Kamel H.K., Hajjar R.R. (2003). Sexuality in the Nursing Home, Part 2 : Managing Abnormal Behavior—Legal and Ethical Issues. *J Am Med Dir Assoc. 2003 Jul-Aug ; 4*(4) : 203-6.

Kourilsky, F., et Watzlawick, P. (1996). *Du désir au plaisir de changer : Comprendre et provoquer le changement.* Paris : Inter Editions.

Lagarde-Piron, L. (2019). *Corps à corps infirmiers.* Paris : L'Harmattan.

Larivée, S.J., Kalubi, J-C et Terrisse, B. (2007). La collaboration école-famille en contexte d'inclusion : Entre obstacles, risques et facteurs de réussite. *Revue des sciences de l'éducation, 32*(3), https ://doi.org/10.7202/016275ar p. 525-543.

Laulusa, L. (2009). Un détour par la Chine pour penser autrement. *L'Expansion Management Review, 133*(2),. doi : 10.3917/emr.133.0062 p. 62-67.

Laumann, E.O. et Waite L.J. (2008). Sexual dysfunction among older adults : Prevalence and risk factors from a nationally representative US Probability sample of men and women 57-85 years of age. *J Sex Med. 2008 Oct ;5*(10) :2300-11.

Lavoie, G. (2016). À la source de la persistance des « difficultés d'adaptation » : Les pièges du langage, de l'image et de l'analogie. *La nouvelle revue de l'adaptation et de la scolarisation, N° 73*(1), p. 223-237.

Le Boterf, G. (2002). De quel concept de compétence avons-nous besoin ? dans *Soins Cadres n°41*, Février 2002.

Le Bouëdec, G. (1998). Diriger, suivre, accompagner : Au-Dessus, derrière, à côté. *Les cahiers Binet Simon n°655 1998 N°2* « De la relation pédagogique », p. 60-61.

Le Moigne, J-L. (1990). *La modélisation des systèmes complexes.* Paris : Dunod.

Le Moigne, J-L. (1995/2012). *Les épistémologies constructivistes.* Paris : PUF.

Le Moigne, J-L. (2001, 2002). *Le constructivisme, T1 et T2.* Paris : L'Harmattan.

Le Monde. (2020, Mars 16). *Coronavirus : les simulations alarmantes des épidémiologistes pour la France*. Récupéré sur Le Monde : https ://www.lemonde.fr/planete/article/2020/03/15/coronavirus-les-simulations-alarmantes-des-epidemiologistes-pour-la-france_6033149_3244.html

Lefebvre des Noettes, V. et Gauillard, J. (2015). Sexualité et avancée en âge. *L'information psychiatrique, 91*(9), p 40-746.

Lefève, C. (2021). La pandémie, révélateur de l'extension du domaine du tri. Dans F. Worms, J.-C. Mino, et M. Dumont, *Le soin en première ligne* (pp. 107-130). PUF.

Legroux, J. (2008). *De l'information à la connaissance.* Paris : L'Harmattan.

Leininger M. et Mac Farland M. (2006). *Culture care diversity and universality*. Sudbury : Second Edition.

Lerbet, G. (1981). *Une nouvelle voie personnaliste, le système personne.* Paris : UNFREO.

Lerbet, G. (1988). *L'insolite développement.* Paris : Editions Universitaires.

Lerbet, G. (1990). *Le flou et l'écolier.* Paris : Editions universitaires.

Lerbet-Séréni, F. (1994). *La relation duale : Complexité, autonomie et développement*. Paris : L'Harmattan.

Lindau S.T., Schumm L.P., Laumann E.O., et *al.* (2007). A study of sexuality and health among older adults in United States. *N Engl J Med. 2007 Aug 23 ; 357*(8), p. 762-774.

Lôo, H. et Gaillarda, T. (2000). *Troubles dépressifs et personnes âgées*. Londres : John Libbey Eurotext.

López, J. (2009). Par-delà l'éthique : Vers une sociologie des pratiques éthiques contemporaines. *Cahiers de recherche sociologique, 48*, p. 27-44.

Lupasco, S. (1987). *Le principe d'antagonisme et la logique de l'énergie*. Monaco : Le Rocher.

Maesschalck, M. (2012). L'intervention éthique en régime pragmatique. *Journal International de Bioéthique, 23*(3), p. 149-165.

Mallon-Dewever, P. (2022). Accompagner les restructurations en santé, communication, système et tiers inclus. Dans Demol, J-N. *Produire son savoir, éloge de la variété en soin et formation.* Paris : L'Harmattan. p. 89-106.

Marty, H. (2013). Manager : Un anar dans les clous. Dans *Clinique et management : Rupture ou transition ?* (p. 217-227). ERES. https ://www-cairn-info.ressources-electroniques.univ-lille.fr/clinique-et-management-rupture-ou-transition--9782749236988-page-217.htm

Masmoudi, S., et Naceur, A. (2014). *Du percept à la décision.* Bruxelles : De Boeck Supérieur.

Mauss, M., et Lévi-Strauss, C. (dir.). (2013). *Sociologie et anthropologie* (13 édition). Paris : PUF.

Meizoz, J. (2003). Ethos, champ et facture des œuvres : recherches sur la « posture ». *Pratiques*, n°117-118, p. 241-250.

Mintzberg, H. (2016). *Le manager au quotidien : Les dix rôles du cadre*. Paris : Editions d'Organisation.

Miserole, A. (2022). *Le cadre de santé apprenant : un maillage réflexif au service de sa professionnalisation.* Mémoire Cadre Santé et Master Ingénierie de la formation. Lille : IFCS du CHRU et Université de Lille.

Morin, E. (1980). *La méthode, la vie de la vie. T2.* Paris : Seuil.

Morin, E. (2014). *Introduction à la pensée complexe*. Paris : Seuil.

Moulinec, A. (2019) *Construction de posture(s) de cadre de santé : la réflexivité au cœur de la transition socioprofessionnelle*. Mémoire de Cadre de Santé du CHU de Lille et de Master Ingénierie de Formation de L'Université de Lille.

Mucchielli, R. (2017). *La dynamique des groupes : Processus d'influence et de changement dans la vie affective des groupes*. Paris : ESF.

Pascal, B. (1998). *Discours sur les passions de l'amour*. Paris : Mille et une Nuit.

Paugam, S. (2007). *Le salarié de la précarité : Les nouvelles formes de l'intégration professionnelle*. Paris : PUF. p. 127-163.

Paul, M. (2007). Chapitre I. L'accompagnement, ou la traversée des paradoxes. In *Penser l'accompagnement adulte*. Paris : PUF. p. 251-274.

Paul, M. (2009). Accompagnement. *Recherche et formation*, 62, p. 91-108. https ://doi.org/10.4000/rechercheformation.435

Paul, M. (2009). L'accompagnement dans le champ professionnel. *Savoirs*, n°20, p. 11-63.

Paul, M. (2012). L'accompagnement comme posture professionnelle spécifique. *Recherche en soins infirmiers*, N° 110(3), p. 13-20.

Paul, M. (2019). *L'accompagnement : Une posture professionnelle spécifique.* Paris : L'harmattan

Pépin, C. (2021). *La rencontre : Une philosophie*. Paris : Allary Editions.

Perrenoud, Ph. (2002), *Les cycles d'apprentissage. Une autre organisation du travail pour combattre l'échec scolaire*. Sainte-Foy, Presses de l'Université du Québec.

Piaget, J. (1975). *L'équilibration des structures cognitives.* Paris : PUF.

Piaget, J. (1977). *Recherches sur l'abstraction réfléchissante*. Paris : PUF.

Picquet, G. et Plateau, F. (2019, Juin). Comment donner sens aux soins ? Empathie et care au fondement des ressources autonomisantes. *Ethica Clinica (94)*, p. 52-61.

Pierron, J.-P. (2006). L'engagement. Envies d'agir, raisons d'agir. *Sens-Dessous, N° 0*(1), p. 51-61.

Pineau, G. (1986). *Temps et contretemps en formation permanente.* Paris : Editions Universitaires.

Pineau, G. (2003). *La rencontre, synchroniseur de l'alternance*. Dans L'alternance : une pédagogie de la rencontre, Paris : MFREO Éditeur. p. 369-376.

Plateau, F. (2013). *Recherche et Formation. Quelle(s) place(s) pour l'initiation à la recherche dans l'ingénierie de formation ? La praxis et la poïèsis, au cœur de la réflexion.* Lille : CUEEP SEFA - Université Lille 1 - Département Sciences de l'éducation et de la formation. Récupéré sur https ://dumas.ccsd.cnrs.fr/dumas-00959305

Plateau, F. (2021, 3). La démarche analogique au cœur de l'apprentissage de la recherche. *Éducation permanente. Didactique professionnelle et didactiques des disciplines : filiations et ruptures (228).*

Plateau, F., et Zimowski, J. (2017). Pour une ingénierie pédagogique visant l'intégration d'une culture qualité chez les étudiants infirmiers. *Ethica Clinica (88)*, p. 28-35.

Plateau, F., et Zimowski, J. (2020a). Accompagnement et travail d'initiation à la recherche. *Perspective soignante*, p. 107-115.

Plateau, F., et Zimowski, J. (2020b). Le consentement aux soins vu par les étudiants en santé. *Ethica Clinica (97)*, p. 27-33.

Platon (Vème siècle av. J.-C. - 2002). *La République.* Paris : Flammarion.

Pomey, M.-P., Flora, L., Karazivan, P., Dumez, V., Lebel, P., Vanier, M.-C., Débarges, B., Clavel, N., et Jouet, E. (2015). Le « Montreal model » : Enjeux du partenariat relationnel entre patients et professionnels de la santé. *Santé Publique*, S1(HS), p. 41-50.

Popper, K. (1984). L'univers est irrésolu. Paris : Gallimard.

Popper, K. (1985). *Conjectures et réfutations, La Croissance du savoir scientifique*. Payot, p. 64-65

Popper, K. R. (1998). *La connaissance objective, une approche évolutionniste.* Paris : Flammarion.

Prigogine, I. (1996). *La fin des certitudes.* Paris : Odile Jacob.

Purnell L. (2002). The Purnell Model for Cultural Competence. *FAAN University of Delaware Journal of Transcultural Nursing, Vol. 13 N°. 3,* July 2002. Sage Publications. , p. 193-196.

Quéré, L. (2006). Entre fait et sens, la dualité de l'événement. *Réseaux, 5* (139).

Quivy, R. et Van Campenhoudt, L. (2011). *Manuel de recherche en science sociale*. Paris : Dunod.

Reboul, O. (2018). *La philosophie de l'éducation*. Paris : PUF.

Ricœur P. (1999). Éthique et morale. Dans : *Ricœur P. Lectures 1. Autour du politique.* Paris : Seuil.

Ricœur, P. (1986). *Du texte à l'action. Essais d'herméneutique II.* Paris : Seuil.

Ricoeur, P. (1990). *Soi-même comme un autre.* Paris : Seuil.

Roger, M.S. (2008). *La tête en friche.* Rodez : Éditions du *Rouergue.*

Rogers, C. (2015). *La relation d'aide et la psychothérapie.* Paris : ESF Sciences Humaines.

Roquet, P. (2009). L'émergence de l'accompagnement. Une nouvelle dimension de la formation. *Recherche et formation, 62,* https ://doi.org/10.4000/rechercheformation.398 p. 13-24.

Sainsaulieu, R. (1992). Vers un autre modèle de l'innovation dans les entreprises françaises. In *Culture d'entreprise et innovation.* C.N.R.S. Editions. https ://www-cairn-info.ressources-electroniques.univ-lille.fr/culture-d-entreprise-et-innovation--9782876820685-page-113.htm p. 113-134.

Sartre J.P (1936/1992), *La Transcendance de l'ego*, Paris : Vrin.

Schön, D. (1994). *Le praticien réflexif. À la recherche du savoir caché dans l'agir professionnel.* Paris : Les Éditions Logiques.

Schweiger, A. (2012). *Flaubert en toutes lettres : L'écriture épistolaire dans la correspondance et dans l'œuvre*. Publication Univ Rouen Havre.

Skoog I. (1996). Sex and Swedisch 85-year olds. Skoog I. *N Engl J Med. 1996 Apr 25;334* (17) :1140-1.

Stiegler, B. (2021). *De la démocratie en Pandémie*. Paris : Gallimard.

Tardif, M., Marcel, J.-F., Dupriez, V., et Perisset Bagnoud, D. (2010). *Coordonner, collaborer, coopérer*. Diffusion] Cairn.info.

Thibaud A. et C. Hanicotte. (2007). Quelles représentations les soignants ont-ils de la sexualité des sujets vieillissants. *Gérontologie et société, 3*(3), p. 125-137.

Thievenaz, J. (2017). Les déclencheurs de l'enquête, moteurs potentiels de l'apprentissage. *Éducation permanente (210)*, p. 139-148.

Thievenaz, J. (2019). La théorie de l'enquête de John Dewey : réexplorations pour la recherche en sciences de l'éducation et de la formation. *Recherche & formation, 3*(92), p. 19-38.
Doi :0.4000/rechercheformation.5626

Tronto, J. (2009). *Un monde vulnérable. Pour une politique du « care »*. Paris : La découverte.

Urteaga, E. (2023). *La société de l'incertitude.* Paris : L'Harmattan.

Valéry, P. (1894/1992). *Introduction à la méthode de Léonard de Vinci.* Paris : Gallimard.

Vallerand, R. J., et Thill, E. E. (1993). *Introduction à la psychologie de la motivation*. Paris : Vigot.

Van Campenhoudt L. et Quivy R. (2011). *Manuel de recherche en sciences sociales*. Paris : Dunod.

Vandoolaeghe, S. et Devulder, A. Place du doute et de l'incertitude dans les pratiques managériales hospitalières. In *Techniques Hospitalières : la revue des techniciens de la santé*, 2016, 758,. ⟨inserm-01379517⟩ p. 45-49.

Varéla, F. (1996). *Invitation aux sciences cognitives*. Paris : Seuil.

Vercauteren R., Vercauteren M-C. et Chapeleau J. (1992). *Construire le PVI en maison de retraite*. Toulouse : Erès.

Vermersch, P. (1994). *L'entretien d'explicitation en formation initiale et en formation continue*. Paris: ESF.

Verwoerdt A., Pfeiffer E. et Wang H.S. (1969). Sexual behavior in senescence. Sexual behavior in senescence. II. *Patterns of sexual activity and interest. Geriatrics. 1969 Feb ; 24*(2) :137-54.

Viala, A. (1993). *Éléments de socio poétique.* Paris : PUF.

Vico, G. (1725/2006). *La science nouvelle.* Paris: Gallimard.

Vygotsky L.S. (1978). *Mind in Society: Development of Higher Psychological Processes*, p. 86

Watzlawick, P. et *al.* (1981/1985). *L'invention de la réalité*. Paris: Seuil.

Watzlawick, P. et *al.* (2014). *Changements : Paradoxes et psychothérapies*. Paris : Seuil.

Whitehead, A. N. (1995). *Procès et réalité. Essai de cosmologie*. Paris : Gallimard.

Wittorski, R. (2017). *Professionnalisation et développement professionnel*. Paris : L'Harmattan.

Zimowski, J. (2019). Regard éthique porté sur le parcours patient au sein du réseau ville-hôpital, du mythe aux enjeux contemporains. *Ethica Clinica (95)*, p. 36-40.

Zimowski, J. (2020). La Réflexivité, le Raisonnement et la Recherche : les « 3R » de la pensée infirmière. Dans R. Le Berre, *Manuel de Soins Palliatifs, 5ème édition* .Paris : Dunod. p. 1041-1049

Zimowski, J. (2021a). L'héroïsation des soignants durant la crise sanitaire et ses conséquences en termes d'éthique pédagogique. Dans *L'éthique face à la crise, le monde du soin mis au défi*. Paris : Seli Arslan. . p. 151-163

Zimowski, J. (2021b). Un stage obligatoire en soins palliatifs ! Suis-je vraiment obligé ? - Approche éthique de l'accompagnement pédagogique en soins palliatifs. *Médecine Palliative, 5*(20), p. 260-266.

Zimowski, J. (2021c). Déployer la démarche d'enquête éthique en formation infirmière - Les avantages d'une perspective pragmatiste. *Perspective soignante*, p. 81-92.

TABLE DES MATIÈRES

Structures éditoriales du groupe L'Harmattan

L'Harmattan Italie
Via degli Artisti, 15
10124 Torino
harmattan.italia@gmail.com

L'Harmattan Hongrie
Kossuth l. u. 14-16.
1053 Budapest
harmattan@harmattan.hu

L'Harmattan Sénégal
10 VDN en face Mermoz
BP 45034 Dakar-Fann
senharmattan@gmail.com

L'Harmattan Cameroun
TSINGA/FECAFOOT
BP 11486 Yaoundé
inkoukam@gmail.com

L'Harmattan Burkina Faso
Achille Somé – tengnule@hotmail.fr

L'Harmattan Guinée
Almamya, rue KA 028 OKB Agency
BP 3470 Conakry
harmattanguinee@yahoo.fr

L'Harmattan RDC
185, avenue Nyangwe
Commune de Lingwala – Kinshasa
matangilamusadila@yahoo.fr

L'Harmattan Congo
219, avenue Nelson Mandela
BP 2874 Brazzaville
harmattan.congo@yahoo.fr

L'Harmattan Mali
ACI 2000 - Immeuble Mgr Jean Marie Cisse
Bureau 10
BP 145 Bamako-Mali
mali@harmattan.fr

L'Harmattan Togo
Djidjole – Lomé
Maison Amela
face EPP BATOME
ddamela@aol.com

L'Harmattan Côte d'Ivoire
Résidence Karl – Cité des Arts
Abidjan-Cocody
03 BP 1588 Abidjan
espace_harmattan.ci@hotmail.fr

Nos librairies en France

Librairie internationale
16, rue des Écoles
75005 Paris
librairie.internationale@harmattan.fr
01 40 46 79 11
www.librairieharmattan.com

Librairie des savoirs
21, rue des Écoles
75005 Paris
librairie.sh@harmattan.fr
01 46 34 13 71
www.librairieharmattansh.com

Librairie Le Lucernaire
53, rue Notre-Dame-des-Champs
75006 Paris
librairie@lucernaire.fr
01 42 22 67 13

www.ingramcontent.com/pod-product-compliance
Lightning Source LLC
LaVergne TN
LVHW010022081026
849535LV00016B/2802